棒敲击疗法

朱增祥◎著

中国中医药出版社
·北京·

图书在版编目（CIP）数据

棒敲击疗法/朱增祥著. —北京：中国中医药出版社，2012.12

ISBN 978 - 7 - 5132 - 1216 - 8

Ⅰ.①棒…　Ⅱ.①朱…　Ⅲ.①中医疗法—物理疗法
Ⅳ.①R244.9

中国版本图书馆 CIP 数据核字（2012）第 256110 号

中 国 中 医 药 出 版 社 出 版
北京市朝阳区北三环东路 28 号易亨大厦 16 层
邮政编码　100013
传真　010 64405750
北京亚通印刷有限责任公司印刷
各地新华书店经销
*
开本 710×1000　1/16　印张 14.25　彩插 0.5　字数 163 千字
2012 年 12 月第 1 版　2012 年 12 月第 1 次印刷
书　号　ISBN 978 - 7 - 5132 - 1216 - 8
*
定价　35.00 元
网址　www.cptcm.com

社长热线　010 64405720
购书热线　010 64065415　010 64065413
书店网址　csln.net/qksd/
官方微博　http：//e.weibo.com/cptcm

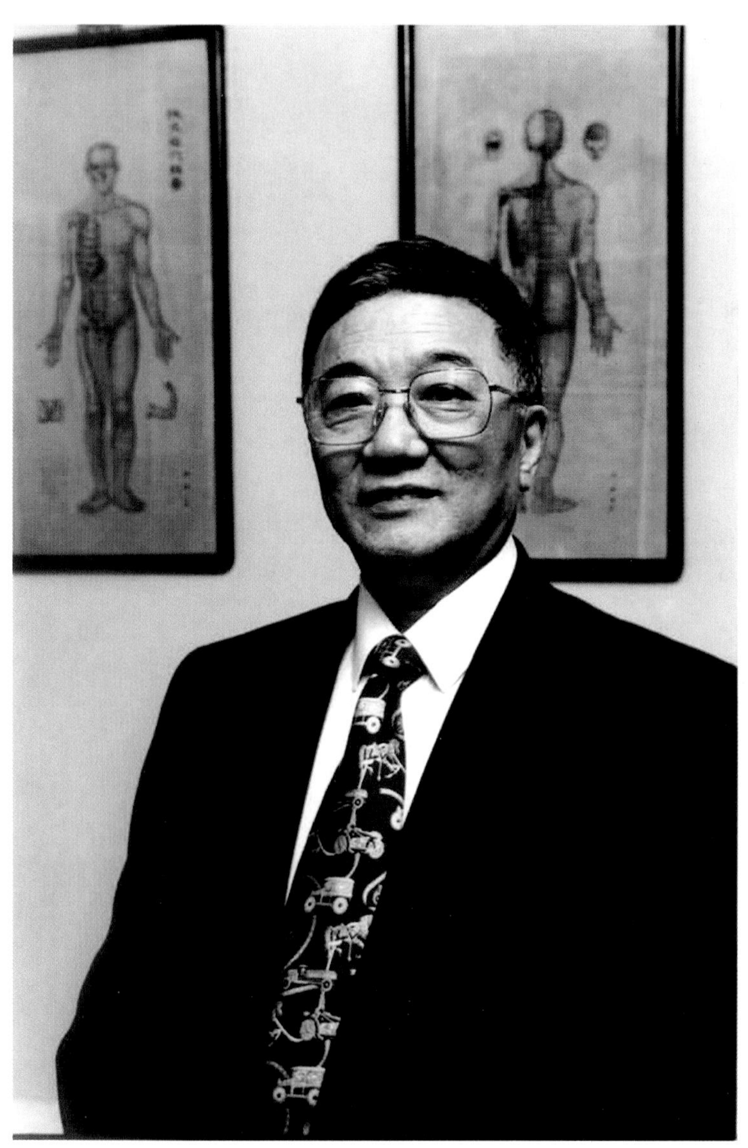

作者朱增祥先生

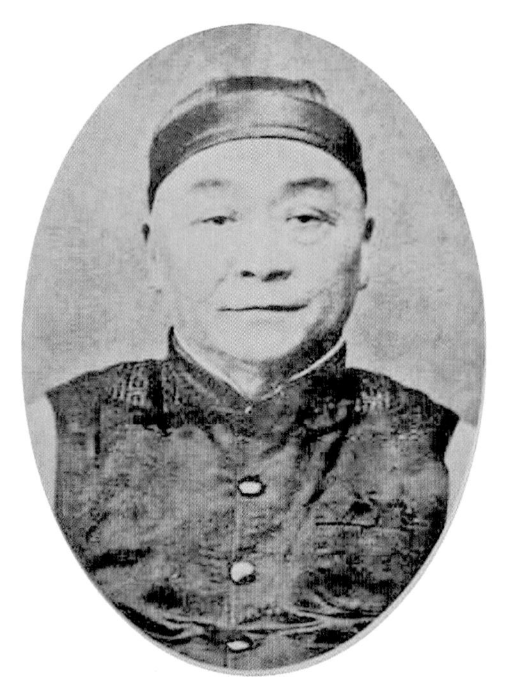

太祖父朱南山

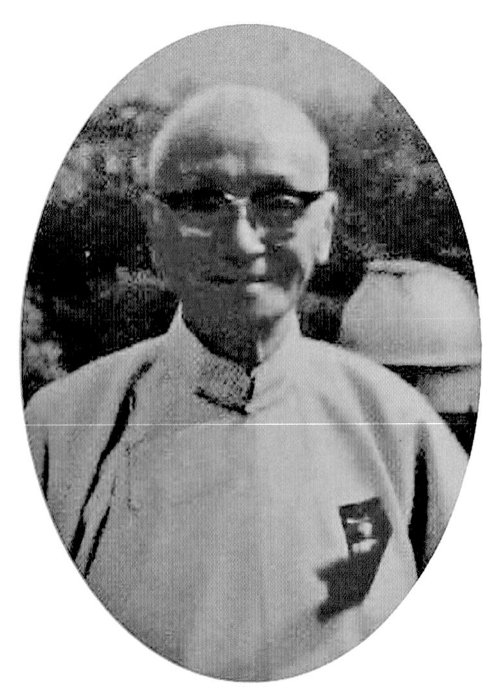

祖父朱鹤皋

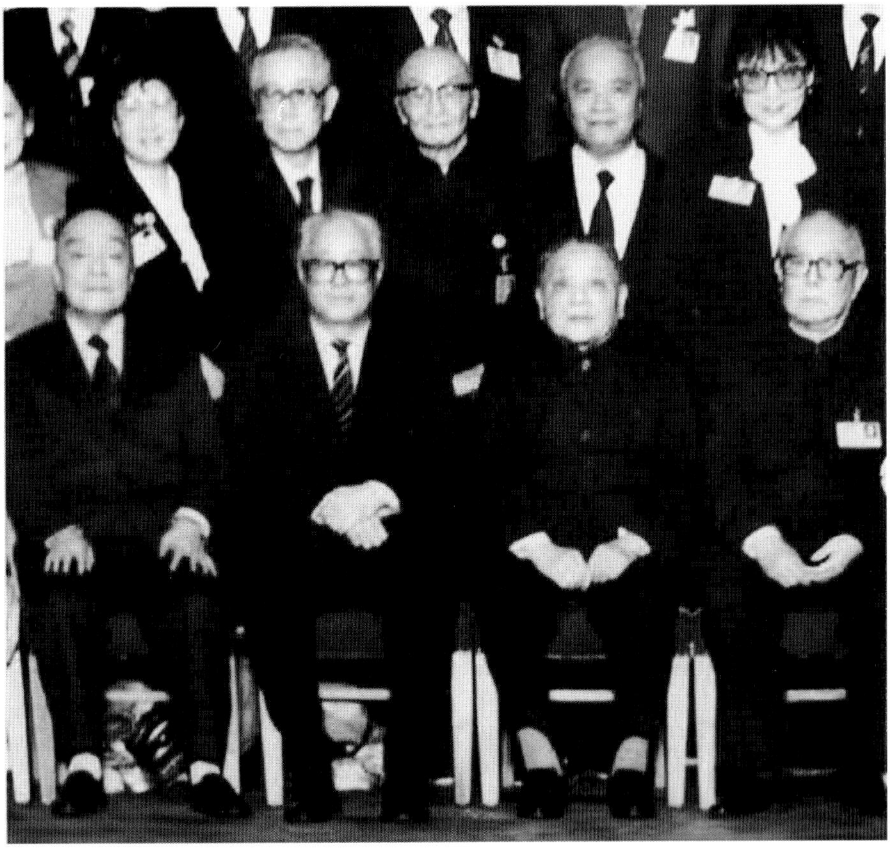

邓小平先生（前排右二）与祖父朱鹤皋（后排右三）
父亲朱南荪（后排右二）等合影

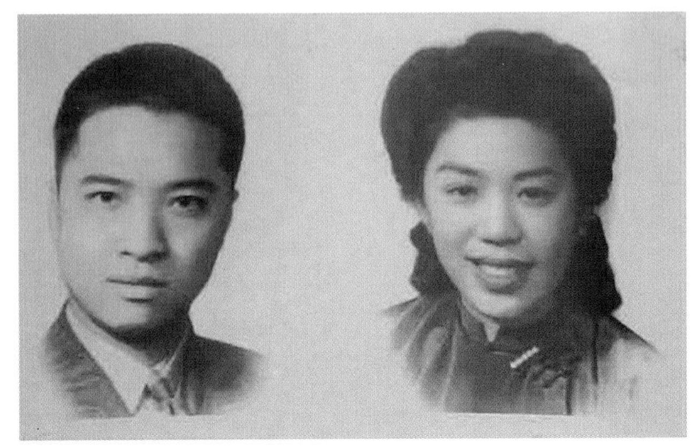

父亲朱南荪与母亲沈粹玉

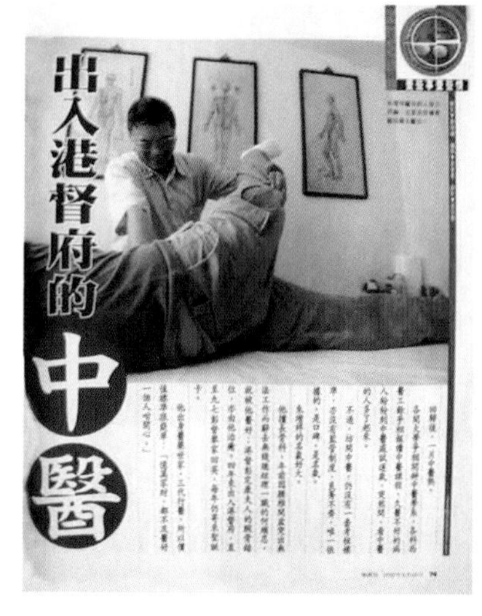

香港刊物的有关报道

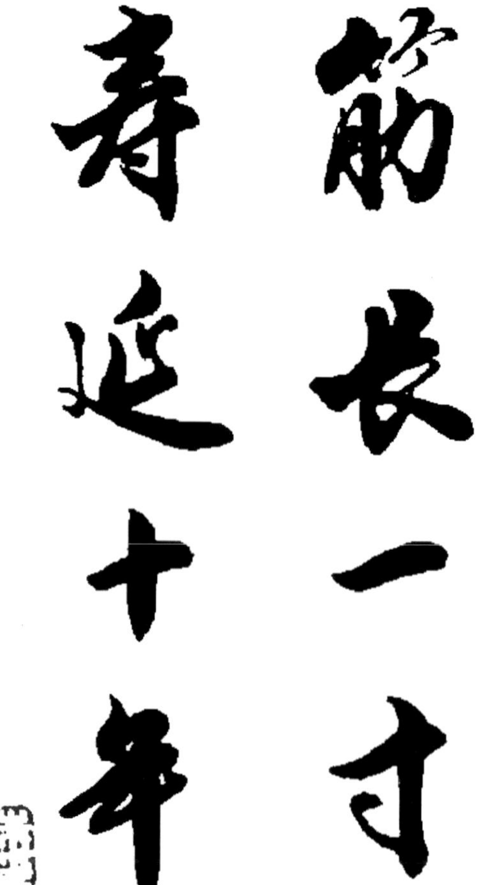

朱增祥手书

编者说明

朱增祥医师是香港执业医师，祖传中医，妙手仁心，在港岛享有很高的声誉。

本书介绍的棒敲击疗法，适用于全身或者肩部肌肉僵硬、筋缩引起的疼痛和功能障碍性疾病。

书中对敲击棒的制作、敲击部位、敲击要领等有相当的要求。如果没有诊断清楚疾病就乱敲一气，不仅没有疗效，可能会适得其反。读者自行进行棒敲击疗法时，必须事先阅读书中适应证、禁忌证及注意事项的相关章节，并根据疗程和身体状况随时调整手法、力度、速度和敲击部位，以取得良好的治疗效果。

序

朱增祥医师的又一本医学著作《棒敲击疗法》即将出版，我有幸先睹为快。这是一本关于“棒敲击疗法”的医疗总结，本疗法不为医务界所了解，更谈不上认识和理解。无论是中医也好，西医也好，能认识本疗法的人不多。天下各种各样的书籍很多很多，关于棒敲击疗法的专著却是极少极少。我看目前称之为“天下第一本棒敲击疗法好书”也不为过。

全书分七章。第一章来龙去脉。介绍了朱医师50年来的治疗经验，其中包括什么叫棒敲击治病法；敲击棒来源与发展；敲击棒的分类、操作手法、图解；棒敲和棒击的区别、作用、适应证和禁忌证；手拍打和棒敲击的不同，以及治疗后的注意事项等。概括了棒敲击法的由来、历史和现状。第二章棒敲击疗效。选择了近80例不同类型的治疗病例，用不同病例来讲述棒敲击疗法的运用。第三章口传心授。包括了致病因素，制棒技巧，用棒技巧和心得，吹嘘的包治百病等。本章主要阐述作者制棒用棒的心得，以及本疗法的适用范围。第四章看不了的病。用案例讲述本疗法的局限性。第五章患者心声。是由患者根据治病的过程、治病后的感想写的。本章均为真实病例，意在从患者角度讲述治疗效果的真实性及有效性。第六章写我恩师。是由朱医师的部分学生和徒弟写的心得和体会。是从多个徒弟、不同角度讲述不可多得的用棒经验及疗效，便于读者借鉴。第七章怪医心语则是朱医师的一些思想和感人的肺腑之言。总之，这七个章节共两百多页的文字，由不同的角度叙述了棒敲击疗法的方方面面。

我有幸观察过朱医师至少几十例的治病过程，病人一进入朱医师的诊室，望诊就开始了，朱医师根据50年的医疗经验询问病史，从望诊开始了诊断过程。有的病例要通过拉筋来松懈已经紧缩的“筋”，使“筋”有所松弛。有的病例要躺下来直接选用朱医师亲自制备的棒进行相关部位的敲打。因为诊断的名称、项目和疗法的不同，朱医师基本上不看其他诊断结果，包括X光片。

大部分病人在接受棒敲击疗法时是保持沉默的耐受，少数病人咬牙忍住者有之，喊叫着甚至哭泣落泪者有之，部分患者感觉良好、要求再多敲打者亦有之，由诊查床上起来，立刻出自内心地发出感激和感谢者更占大多数。

我是一个1955年由北京大学医学院医疗系毕业的学生，从1963年开始，曾师从两位老中医都沛龄、宛海洪，我是他们的徒弟，是从事医疗工作已满57年的临床医师。如果不是亲自观察，亲眼看到朱医师的棒敲击疗法，和快速、精彩、惊人的疗效，我是不能也不敢介绍朱医师这本《棒敲击疗法》的医学专著给亲爱的读者的。

查良镒

2012年11月1日

我的医家和我的医术

（自序）

我出生在一个中医世家，太祖父朱南山由南通学医，年轻时到上海行医，擅长医治妇科疾病，在十里洋场的大上海被称为十大名医。祖父朱鹤皋除了精通妇科、内科、儿科外，对伤科复位也很拿手。我十岁时曾亲眼见到一位下颌脱臼的病人，看了几位师傅也无法复位，祖父用双手大拇指一按一托就复位了，非常容易，也许这是我喜欢做伤科的起因。父亲朱南荪继承祖训，集家传内、妇、儿科于一身。

我朱增祥二门传授，除家传外，外太公沈篆如是苏州名医，官职本为府台三品，但弃官从医，薄良相，为良医，外公沈衡甫亦专长妇科。

最初我学医拜在严二陵老师门下，学习中医内科，在前辈身上学到医德、医术、医理，然而我却喜欢伤科，因能即时看见疗效。另外李锡九老师的手法，黄恤民老师的医术理论，李春阳老师朴素实用的治法、治则，对我都有较大影响，我今天有的一点经验，全赖三位前辈的启蒙。

严老师有两句话我永远铭记在心，一是轻可取宾，重病也不一定要用重药；二是忙而不乱，即使病人再多、病情再急也要镇定，千万不可慌张。李春阳老师训导我，凡脱臼复位要用巧力，不可用蛮力，最主要是用拔伸手法；错位的复位方法主要是拔伸、按压、旋转、抖动，不能用死力，一定要用巧力；遇到疑难病症一定要多想，想通了才可落手诊治，不可鲁莽。

祖父常说“医不好病人不要紧”，只要是尽心尽力去医，对病人负责任便问心无愧；另外又常说“不要医坏人”，不会医的千万不要乱开药，治不了的病应该跟病人或其家属交代清楚，绝不能为了钱而胡乱医人！

外公沈衡甫嘴边常有一句话：“天下无弃物”——“宇宙皆万物，万物皆有用，不是物无用，是你不知用。”几千年来中医留下了无数的宝藏，又有多少识货之人将它发扬光大？炎黄子孙又有多少是热衷于保留、发掘这些？中药虽有毒药，却可以毒攻毒，现今的中医又有谁敢去使用？社会是否同意你这样做？难矣!! 十年或数百年后，人们可能又会再找出毒药去医治顽疾，哈哈，那时这些弃物就可以翻身了！真的希望有人能继续真诚发掘中国医学的宝藏，并将之发扬光大，推广至全世界！

家父与我经常闲谈，父曰：“晋代名医王叔和，专长脉理，然想做好中医单靠脉象不够全面，古有‘熟读王叔和，不及临症多’，想做一个好中医，除脉理外，还要多临床、多医症，方可成为一个全面的中医。”

王叔和有一顺口溜谓：“家有不贤妻，砒霜当药医，乘我十年运，快快来求医。”大意是某日王叔和外出诊病，夫人在家，突然众人抬了一个面青、呼叫肚痛的病人前来求医，因吃生冷所起，出冷汗，情况很急。叔和不在，王妻走到平时放着很多小瓶的药架边，随手拿了一个小瓶，倒了少少红粉交给其家人，病者立即服下，不多时病者不叫痛，面色转为微红，平静得很，一会儿后病者家人抬着患者回家，患者道：“吾可自行，不必再抬。”家人扶着下地，慢步离去。

叔和到家，妻笑曰刚才一切经过，叔和忙问：“拿的是何药？你怎可乱拿呢？”妻曰：“每每见你急诊都在此架上拿药，我有何不可？”叔和曰：“此乃砒霜，有毒，怎能乱服？”妻曰：“不是好好的步离我家？我错在何处？”叔和曰：“今你好运，下次切记不可乱来。”

其实万物均有用，天下无弃物，虽谓毒药，也可医病，这就要看医师本身的修养多高。能者不难，难者不能。古人有上山学艺，学成下山，然后才创一番事业。

儿时听家人讲上海冬季下大雪，马路上的乞丐们是怎样穿单薄的衣服渡过严寒呢？他们在中药店买少少红砒，用酒送下，这样全身滚热。他们是靠砒霜逃过严冬的。

《七侠五义》中蒋平寒潭盗印，下寒潭前先饮红砒酒，方能潜入寒潭取回大印，所以古人早就懂得利用毒药的另类作用，帮助解决生活中的困难。

可惜现在，中医的医治范围愈来愈小，急诊病人大部分都被送往急诊室，轮不到中医开单煎药，中医以往的急救法到哪里去了？

以上所述是长辈日常口头传，只要有心人便可从中汲取养料，我对以上各老师长辈们的教诲，至今仍谨守遵从，亦以此教导我的晚辈。

姜是老的辣，人是老的精，经验亦是老的丰富，办法当然又是老的多，年轻人虽然敢闯，但没有经验，又往往遇到急症不够冷静，也缺乏一整套的办法，面对千变万化的病症时便束手无策，正如我的祖父常说："行医者初学三年天下通行，再做三年寸步难行。"

我写这本书是因为自己感觉到，现在有必要把我的治病方法流传下来，这本书主要是给我的病人、了解我的医术及相信我的读者阅读的。因为事实上疗效太神奇、太不可思议了，不熟悉我的人一定会打上很多问号：真有这种事？是不是真的？有这种可能性吗？你是否碰运气？你真的太好运了，我做这么多年医务工作，怎么遇不到这种事？以上是客气的想法。有的则会想：一派胡言！吹牛！

我写这本书是因为自己得了肝癌，做了3次射频手术，现在跟正常人一样过生活，行动自如，生活的质量很高，与普通人没有什么区别。但癌症这种病，说变就变，昨天还一切正常，一星期后也许情况就恶化了，因此在我还可以说可以写的时候，把这本书写下来。

我希望我的读者是我的病人，或是他们的家属、亲戚、朋友，总之是曾看见病人所受的病痛，了解他曾找过无数医生治疗，痛不欲生，最后抱着姑且一试的心念来找我，看到几分钟或十几分钟后一切问题都解决了，让世人知道很多病症其实并不是那么可怕，而且没有那些医生说得那么严重；也可能会看见有些病症我不懂医治，因为有很多病症我既不认识亦不会医治，但我会坦白告诉病人我不懂，希望他另请高明，我不会诊治不代表这病不能医治，有些病的症状虽多，痛苦亦不少，但病况却不复杂，只是没有找到病因，但若知道病症的起因在何处，就容易解决了。所以，这本书是我写给我的病人和朋友们的，若由我的病人手上推介出去，患者就信心大增了。

最后我必须衷心感谢两位教授——查良镒教授及陈敏华教授。当我被发现患了肝癌，家人非常紧张，四面八方通讯联络(因为家族中有很多中、西医的专业人才。各方回音:“最多生存3个月到半年”，可做的是换肝)。就在这紧急关头，查良镒教授为我联络陈敏华教授，在北京用射频替我烧掉肝瘤，连续3次都使我在病情复发时转危为安。一直以来，一切大小病症皆由两位教授保我过关斩将，冲出死亡重围。2001年后我的病人们，你们能够得以治愈，解除多年来的苦痛，不要感谢我，应该感恩于两位救我性命的仁医！

朱增祥

2012年11月于香港

目录

第一章　来龙去脉

棒敲击治疗方法简称棒敲击疗法，是我综合50年的治病经验，总结出的一种治病方法，属中医外治的范畴。

“治病法之所至，病人不感其苦，治愈效果奇速，乃手法手段高妙也。”经棒敲击治疗过的病人都会感到：花钱“挨打”，打完真的很舒服，还要由衷地感谢！更多的病人说：打过的部位发热发烫，从来没有感觉到这么舒服，大部分病人复诊时都主动要求再打。如果不是亲自体会“挨打”的感觉，你真不知道它让病人多么舒服、多么爽快。

作为一名医生我深深地感觉到中医药之伟大，它是人类智慧的结晶，是对世人的贡献。潜心于中医伤科治病方法和手段技巧的研究，并乐在其中，想了些别人没有想过的东西，做了一些别人没有做过的研究，出版了一些与众不同的书籍，得到了知音，收了一些有志向的徒弟，我心足矣！甚感欣慰。

罗素曾经说过“利害得失无动于衷的探索，就是善”。我常对学生们说：医者父母心，要做明医。“治病时先想明白，弄清楚病在哪里，认清病情再下手治病，哪有不效之理？”。好的疗效定会赢得病人的信任和赞誉。病人以性命相托，医者的责任心要放到第一位，有了好的人品才会有好的医德。“工欲善其事，必先利其器”。有好的医德也需要有好的治病手段和技巧。得道者，多能“利见大人”。相信棒敲击法必将成为中医伤科治疗肌肉僵硬、筋缩新疗法中一朵奇葩！

我出生于中医世家，四代行医，世代相传。祖传都是中医内科和中医妇科，我将爷爷朱鹤皋的《症治精华录》等多种世代家传中医秘方公之于世。然而我是中医世家的“叛逆者”，没有继承家学，而是从事及研究了50年的中医伤科，并在中医伤科领域中深入探讨。喜欢研究一些实用的新治法，在治病过程中追求既快、又省、又能治本的新理念。在50年的中医诊疗过程中，不断探索，不断总结，不断提高，不断创新。发明和创造了治疗脊柱及关节错位的颈、胸、腰、四肢关节复位技巧和三种针对筋缩和肌肉僵硬的治疗器械：一是拉筋凳，二是棍针，三是敲击棒。经无数临床案例证明都有良好的疗效和意想不到的快捷奇妙的效果。希望通过这本书的介绍，让更多的人认识、学习、掌握敲击棒的使用，为大家提供一种新的保健治病方法与技巧，使大家通过棒敲能够强身健体、防病治病，达到小病自己医；为医者也能为病人解除痛苦，也希望更多的同行能认同。让棒敲击疗法造福大家，在民间流行起来。

什么叫棒敲击治病法

棒敲击治病法亦称棒击疗法，是我创制的一种中医外治方法，起初敲击棒用竹篾（竹条）或塑料条捆扎成圆状棒或前扁后圆的棒，在患者病变部位及病点进行敲击或敲打，达到松筋活血、消除疼痛和解除筋硬、筋缩的目的。主要用于治疗肌肉僵硬、气血不通引起的疼痛及功能障碍性疾病。敲击棒疗法还可用于疾病的康复及保健。

棒敲击疗法，如同其他的新生事物一样，会有一个逐渐被人们认识的过程。起初一定是“仁者见仁，智者见智”。经我的临床实践和学生们大量应用，证明有很好疗效。我想只要是真理，最后必将被大家接受、承认。好的东西一定会流传，被传承下去。在传统中医里继承难，创新更难。棒敲击疗法，从理论上和技法上还会不断完善，成为一种新理论、新学说、新技法，在治病中发挥它应有的作用。

疼痛性疾病或症状是我们每一个人一生中都可能遇到的，也就是说疼痛与绝大部分疾病相伴。在我国人所共知、普及率最高的一个最基本的中医理念，就是“痛则不通，不通则痛”，中医学在3000年以前对疼痛的治疗就有详尽的记载。砭石、砭针是治疗疼痛最原始的方法，这也是我国对世界医学最伟大的贡献。西方医学之父希波格拉底曾经说过:“能治疗疼痛者为神医。”可见古代的西医也十分重视疼痛的研究，并认识到治疗疼痛的复杂性和困难性。

由筋缩和错位引起的疼痛性疾病还没有被人们普遍认识，甚至很多医生都不明白，筋缩和错位会引起各种症状，以至于目前用中西药治疗效果均不明显，医生也束手无策。最近几年经过不断改进治疗方法，深入研究不断创新，我研制造出了敲击棒，并在治病中收到了很好的效果。作为一位中医伤科的实践者，我深深地体会到任何一种疗法或学术思想很难做到包揽百病、真正解除肌肉僵硬引起的疼痛，棒敲击可解决人体1/3疼痛疾病的问题，复位手法及棍针也能解决1/3身体不舒服的问题。当然不是说癌症、妇科病什么病都能解决的。棒击和棍针都解决不了，也许用针灸能解决。棒击、棍针、针灸三者互补即可产生快捷高效的结果，治病要因病治宜，要看患者的病适合用什么方法治疗。

敲击棒的来源与发展

40年前我跟随上海中医药大学老中医李锡九先生学习推拿，李锡九先生系全国著名推拿医师，他是推拿大师，是中国的国宝，但他识字不多，也不会写文章，所以他的资料流传不多。他是山东人，学习推拿后来上海谋生。新中国成立前做推拿工作被人看不起，还曾经做过电车售票员。新中国成立后国家需要推拿方面的人才，只要有真本事，上海就招聘，后来中医学院就聘请了他。李先生被招进上海中医学院并很快晋升为主任。为什么让他当主任，就因为他会看病。他形成了自己独特的推拿手法，不但柔和而且用力均匀、很有力度，治疗时间短、见效快。他还强调病人接受治疗与锻炼相结合。他的手法不仅用于中医伤科疾病，他更擅长治疗内科疾病。跟着李先生学治疗颈肩痛、腰背痛。他教你，就是用手指点、用手掌按、用肘后压，你看他横着治、竖着治，病人就好了，然后叫你自己去悟、去想。他治病就是用点、按、压的方法。他说你要想学，我不保留，你自己能学多少是多少。

我受李锡九老师的影响不断思索，他治疗一个病人好一个病人，你不得不信。他的病人告诉院领导、告诉所有的病人，说他真的有本事，他没有高深的理论，却能够解决病人的痛苦。治好病就是硬道理。

我于2008年病愈后，忽然有所悟，想到要用更简单、更轻巧的手段达到快速治愈疾病的手段。想到40年前我跟随李锡九先生学习时，曾经看到他用桑枝棒给病人治疗。他用桑枝棒捆扎成束外用粗棉布包裹，治疗病人头痛：一手托住病人的下颌，一手用棒在头上敲几下，病人的头就立即不痛了。“众里寻他千百度，蓦然回首，那人却在灯火阑珊处”。想到这些我就着手研究。立即让徒弟们寻找柳枝，开始用约0.5厘米粗细的柳枝，捆扎一束直径1寸～1.5寸的棒，再装入布袋中。过去用土布，土布韧劲大，力是分散的，现在的布比过去要好得多，我以前在治疗病人时，敲打了5、6个部位后棒前端就烂了，由于用桑枝和柳枝结果没有多大区别，缺点仍是易碎。后来想到用嫩竹的原生条，竹条新鲜的时候有弹性，用几天干了还是易碎。又选用椰子叶的经条，也容易敲碎，不耐用，后又加用竹条，就是这样在治病中不断改进、不断摸索、不断地试用总结，后来又用竹条加塑料棒，这时耐用多了。有一次，见一位病人穿得很单薄，就用毛巾盖在病人身上，敲击治疗后病人说很好，不太疼，这样我悟到用毛巾包裹棒头并加上固定，这样敲击棒既耐用，病人又感觉不是很疼，最后使用竹篾做成的棒外用毛巾固定、缝制，外用塑料包裹，再用胶布固定缝制，最后在外面用棉布做套而成型。在敲击棒的研制过程中，经过多次选材及形状的改进，到现在基本定型，但仍然在不断地改进中。

敲击棒的分类

敲击棒按不同类别可分为：圆棒、扁棒（也就是前扁后圆的棒）；

长棒、短棒；粗棒、细棒。形状、长短、粗细的不同，其作用也不相同。

圆棒：用于颈肩部以及肢体屈曲部位的治疗，如腋窝、腘窝、肘窝，及膝盖的内外侧。

扁棒：用于面积较大的部位，如大、小腿和背腹部位的敲击

长棒：用于面积较大的部位，如背、腰、腿部。

短棒：用于面积较小的部位，如肩、腘窝等。

粗棒：用于较僵硬的部位，如肩、腘窝等。

细棒：比较柔软，用于相对稍僵硬的部位，尤其对老人放松背腰肌最好。

敲击棒按功能分类：分为硬棒、软棒。根据软硬程度的不同方法也不同。

硬棒：握在手里硬，没有颤的感觉，打下去的力大、深，力度要均匀，还要有收力的感觉，适用于较僵硬部位的治疗，硬棒敲打得实在，多用于击法。但使用时间长了这种敲击棒也会变软。

软棒：握在手里软，有颤的感觉，打下去要四两拨千斤，只用很小的力量，手腕一抖这力量就到了，软棒多用于敲法。

在治病中要准备一套棒，最少也要 4 支，包括圆棒、硬棒、长棒、短棒。熟练了你才知道哪一种病、什么情况用什么棒，是长一点的好，还是硬一点的好。为什么硬棒要加塑料呢？塑料棒弹性小，有分量，打下去很沉，力也可以直接透到骨头上，但使用硬棒时骨突的部位不要打，如髌骨可造成粉碎性的骨折，硬棒打下去的力量，你不知道有多大，力量最怕击在不应该打的位置上，如肾区、心脏部位等，当你一棒下去力度适当，能恰到好处地传达到需要的位置时，那你的功夫就到家了。

敲击棒的操作手法

敲击棒在治病过程中的操作手法为点敲击、面敲击、大面积敲击、平面敲击。

点敲击：用棒头打，距离棒头前 2 寸，约 6 ~ 8 厘米

面敲击：用棒前 1/3 打。距离棒头 4 ~ 5 寸，约 15 厘米

大面积敲击：距离棒头 1/2，即棒的一半

平面敲击：用整个棒，也就是棒的全部

治疗疾病时使用最多的是点敲击法和面敲击法。

敲击棒的持棒方法

敲击棒的持棒方法有 3 种：握拳式、伸拇式、半握拳伸拇式。

握拳式：其方法是拇指与其余 4 指分开握住棒的末端。特点是操作灵活方便，也是常用的一种握棒方法。

伸拇式：其方法是 4 指握住棒尾，拇指与其余 4 指相垂直。也就是说拇指与敲击棒相平行，固定于敲击棒的一侧。其特点是持棒稳，敲击治疗时平稳有力，多用于硬棒或是点敲击的治疗。

半握拳伸拇式：其方法是握在棒尾周长的 1/2 或 1/3 处，也就是棒尾圆的一半，拇指握于敲击棒的一侧，并且与棒平行、紧贴棒一侧。特点是平面敲击能使全棒受力。

敲击棒治病时的动作要点

一是沉肩，也就是肩膀要沉下来；

二是坠肘，也就是垂肘；

三是松腕，也就是说腕关节要松，松而活，不能硬，握棒不能过紧过死。

敲击棒治病时发力点在尖端，是靠手腕来调节力度。敲击时双肩用力，以保持治疗手臂的力度和平衡力。

敲击棒在治病中集中打一个点时，把棒举过头顶，手臂稍屈曲，收肘，抬肩，仰腕，然后伸腕、展臂，顺肩打下去才有力。根据病人的病变部位，定方法，不能盲目地乱打。

敲击棒治病时的手法

敲击棒治病时的手法可分为：击、打、抽、托 4 种方法，这 4 种方法是治病时的 4 种要求。

击：敲击棒距离敲击部位 30 ~ 40 厘米，手臂前伸，多用于点敲击法。

打：敲击棒举棒时不超过肩，多用于双手敲击法，打时不能抽拖。

抽：敲击棒举过头顶敲打背后，加大力度，用于肌肉很僵硬的部位，可用于寒背、弓腰的治疗。敲击棒击下去要稳、准、狠，做到不偏不倚。

托：敲击棒治病时要力量均匀，有力度。就是说棒敲击过程中，辅助手托住肢体、手掌或是手背，不要使肢体悬空，以方便击打。

敲击棒治病方法里有很多的学问，要通过实践去掌握。治的病人多了，深入研究了，对用棒的概念理解了，不断去体会，怎样是敲、怎样是击，自然会有进步。每隔一段时间都要总结一下自己的体会，然后再改进。对一样东西要深入、透彻地去了解，不断认识、不断发现、不断体会、不断提高，才能不断有进步。

棒敲图解

1. 敲肩

用小硬棒在其肩部用点击法进行敲打，作用力在棒头的三分之一处，手腕用力。

注意：避免棒敲在颈动脉上。

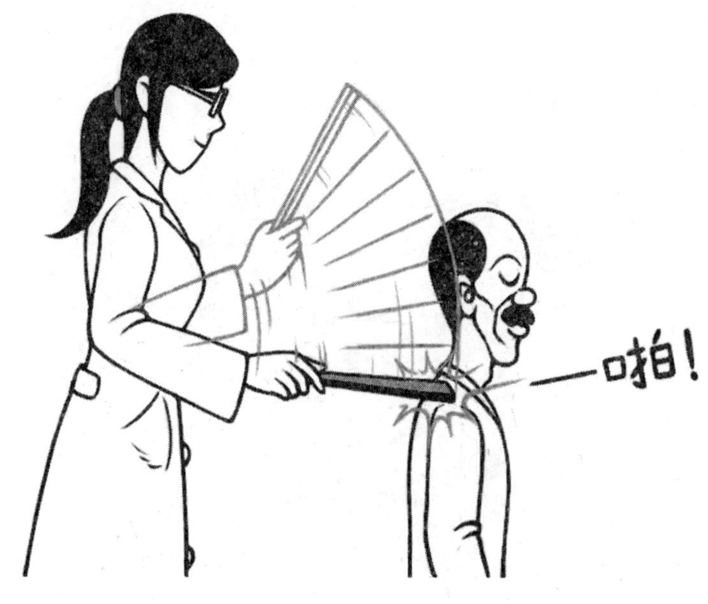

2. 敲击脊椎

用重棒在其脊椎上用大面击法，或者重棒轻敲。

注意：医者需掌控力的大小，否则容易震伤内脏。

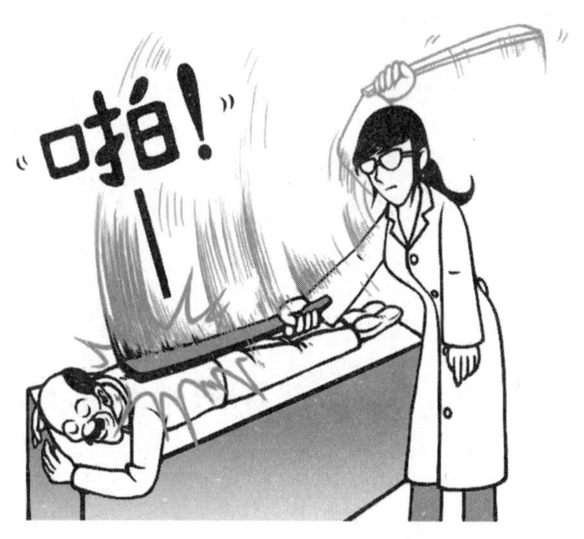

3. 敲背

力在肩胛骨和脊椎上。

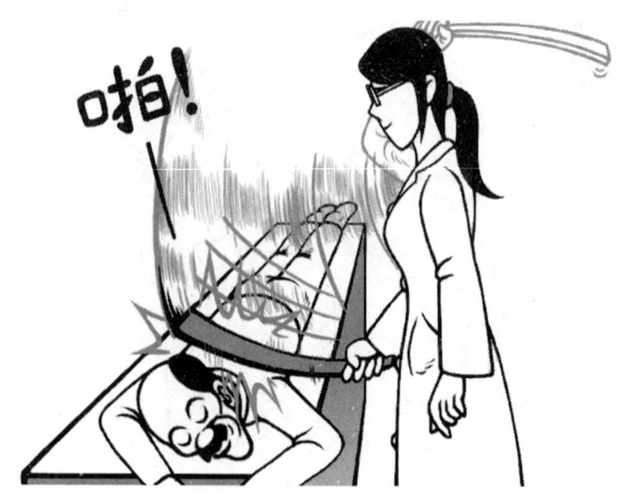

4. 敲击腰骶关节

骶椎是人体最大的一个平面关节，可以用较大的力，多使用面击法。

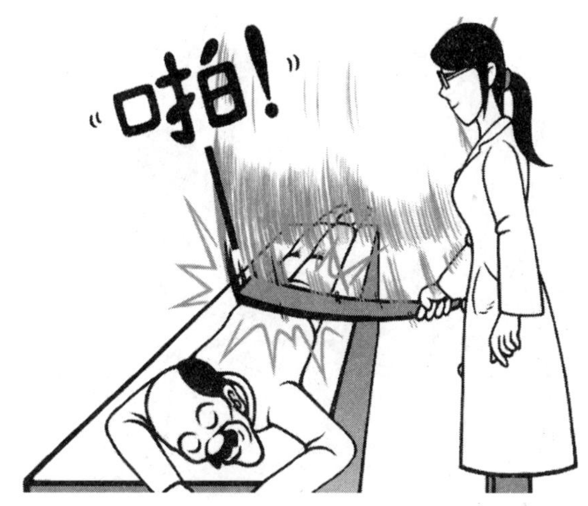

5. 敲击大腿

多用面击或者大面击法，棒随着身体的起伏而改变落棒点。

注意：棒要与身体平。

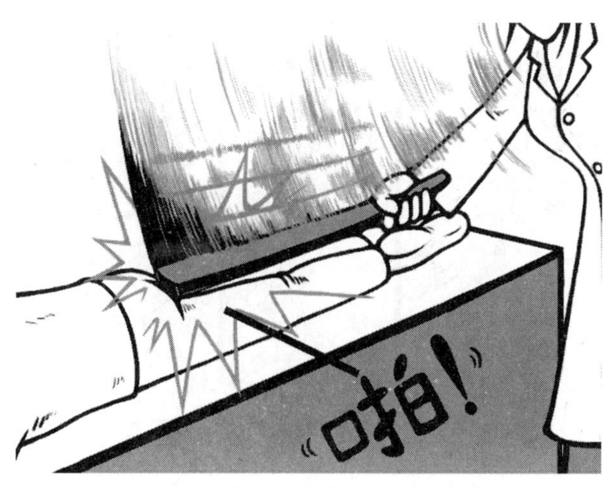

6. 敲击胳膊

患者手臂伸直，与打腿方法同。

注意： 胳膊不能上举者，肩关节前后必须要敲击。

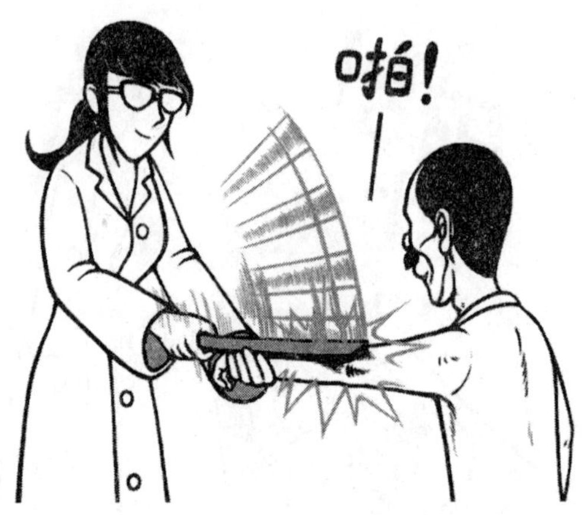

7. 敲击膝盖

根据患者不同姿势引起的疼痛，选择敲或击膝关节的内、外侧和腘窝处。

注意： 髌骨上不能敲。图 1 为敲内侧，图 2 为敲外侧，图 3 为敲后侧。

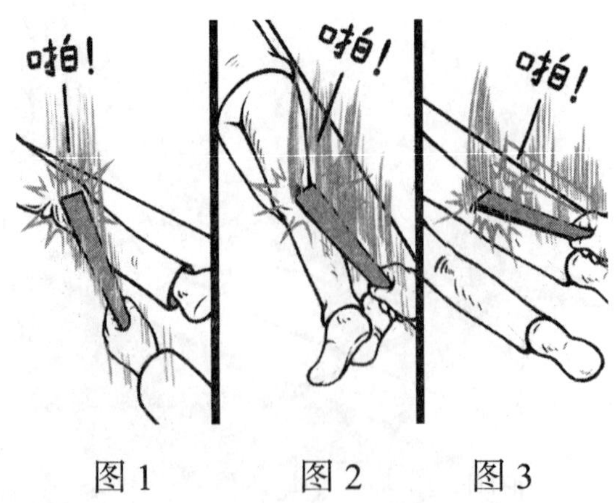

图 1　　图 2　　图 3

棒敲和棒击的区别

表 1-1

	敲	击
速度和频率	快、柔和	慢、狠
力度	弱	强大
用力部位	手腕	肩、肘、手腕
肌肉僵硬程度	轻度	重度
治疗部位	手、背、膝部	肩、背、腰、臀、四肢

事物总是在发展变化中才会更加成熟，更趋完善。我所用的治疗方法都是“原生态”，有原创性。棒击是流传了几千年的治疗方法，不是现在才有的，也不是我发明的，它是被人们遗忘了的宝贝，是我把它挖掘出来了，并加以改进。目的是方便使用，提高疗效。

这种疗法是我从我的老师李锡九那里学来的，只是他那是桑枝棒，只敲几下，不会敲很多，我用了以后，感觉很有作用，就决心研究应用它。现在所用的棒，已经不是原始的东西了。只要你使用这支棒就有体会，不用时你感觉不到，不以为然，你用了才有体会。我还要改进，因为还没有全部悟到，感悟还不够深入，不够透彻。体会的东西越来越深，越来越透，那样才会有进步。不断总结，不断提高，才能发展。

医学上故步自封的事太多了。有多少医生懂得用哲学的观点分析病情？有多少医生把病人当做机器去修理？不要以为把基因研究透了，什么病打一针就好了，不可能！因为影响人的健康、导致人生病是多种因素，也不可能用一种方法去解决。我的治疗方法，让医学界去认识、去认同、去推广太难了，真的太难了。我预言“我的东西也许 50 年后会被医学界所认识，医学要改写，很多观点都是错的”。目前我的治疗方法也只能造福有缘人了。有缘人在经历了多种治疗无效的痛苦折磨，才能够体会到什么叫手到病除，什么叫速效，什么叫神奇，什么叫奇迹……我要把复杂变得简单，把不可能变成可能。

击和敲只是简单的两个字，从发明敲击棒开始我就在研究这两个字的含义，击和敲内藏玄机，奥妙无穷，我的治疗经验都是在病人身上总结出来的，是在实践经验中去悟，悟了以后去不断改进。在我的客厅里有一幅“妙悟”挂在墙上，什么叫“妙悟”？就是奥秘，让你去多想，想了以后才能悟到东西。你不去深刻地思考、反省自己，你就悟不到东西，妙就妙在他的东西和你的东西只有一点点差别。就是这一点点的差别你就不容易把事情做坏，少了这一点点就要闯大祸了。好医生和普通医师有什么区别，就这么一点点，就这么简单。对敲和击我还不断在想、在悟，在研究中发展。

敲，就是轻敲。敲打的时候速度和频率都比较快，且很柔和，就像和尚敲木鱼轻而快一样，病人感觉舒适，适用于老年人。敲的力度弱，不用很大的力。医生发力在腕部或手指，肘和肩不动，不需要用力，适用于病人的肌肉不是很僵硬，病变轻，多用于治疗部位有骨突的地方，如腕部、手背、膝等关节周围。敲法含有拍打的功能，如肘窝、腘窝敲后再用手拍打很容易出痧。

击，就是重击。击打的时候速度和频率都比较快。击打的力度、力量强大，一下、二下的击打，动作快，一闪而过，病人还没来得及反应过来，三击已经完成了。击打一定要讲究技巧。医生发力在肩部和肘部，传达到手腕都在动，需要用力，适用于病在肌肉较重的病人，大多用于治疗肩、背、腰、臀、四肢部位的击打。技巧要练，一定要练着力在棒的前端 4 ~ 5 厘米左右的位置上，力集中在前边的位置上病人会感觉到痛，但很有作用。操作棒击打时，用拇指和食指固定棒，中指、无名指及小指来控制棒的屈伸收放，不用很大力去击打，但效果非常好。

敲击棒的作用

敲击棒主要用于全身肌肉僵硬部位的敲击，敲击的力度要透下去，敲击时经皮透肉达骨，敲击时病人会感觉到医生运棒的力度穿透直达骨头的感觉，敲击后身体上有发热的感觉。热就是活血了，任何热对颈、肩、腰、腿痛都有一定的作用。敲击后病人感觉敲击部位是烫的，病人暖和了，就是血液循环好了。其实是因为僵硬的肌肉敲松了，活的气血开始在肌肉当中行走，神经血管传导好了，血流加快了，血液循环好了。被敲打部位看上去皮肤是发红的，摸上去有热的感觉。

棒敲击的着力点、手法，不仅仅只在敲击棒头的部分，而是要平，面积要大。就是说，棒敲击时棒的前面要放平，不能偏，如果打偏病人会很痛、不能忍受，也就达不到治疗的效果。为什么要跟老师学，因为这样才不至于伤及病人，千万不能乱打。棒敲击方法是安全的，因为敲击棒是软的，不会伤到骨头，盲目的乱打会传导到里面去伤及内脏。如果敲击的部位出痧，效果会更好。最好的做法是：敲击得最轻巧，打下去不是很疼，又有好的效果，这需要我们深入地研究。还有一些病人棒敲击治疗后，身上是热的，血液循环加快了，但要小心提防心脏出现问题。因为全身的血液循环加快了，心脏供血相对减少了，病人可能会出现胸闷。什么事物都要循序渐进，操之过急，会适得其反。

病人中有一部分有脊背及手脚冰凉的症状，气血流通很差，棒敲击治疗是特别有效的，被敲击的病人双肩、背部、双臂、双下肢会出现瘀血块。有的病人敲击后还会痛哭一场。为什么会哭呢？中医讲肝主筋、主疏泄，病人肝气瘀滞，经过敲击后，瘀滞消散了他就好了，所以我们让他放开了哭。

其他病人看到了，哇！打了还要哭！

打了还要哭！这个人可悲吧，凄惨吧！这医生也太狠心了吧！

可是病人哭完了往往还会说，再打两下，我明天还来打，太舒服了，我没那么舒服过。不是打哭了吗？怎么还来呢？病人的感觉是真实的。

棒敲击疗法的适应证和禁忌证

棒敲击疗法的适应证：全身或肩部肌肉僵硬，筋缩引起的疼痛和功能障碍性疾病。颈肩痛，颈背痛，腰腿痛，肩关节周围炎，肩凝症，网球肘，膝关节周围炎，足跟痛都在治疗范围。

棒敲击治疗法的禁忌证：

1. 全身性因素

①严重的高血压及心脏病；②安装心脏起搏器的病人；③有出血性疾病、凝血功能障碍的病人；④各种肿瘤疾病，用化疗药的病人；⑤年老体弱、骨质疏松的病人；⑥孕妇；⑦类风湿性疾病，使用抗免

疫药剂的病人。

2. 局部因素

①局部皮肤感染，及溃破的病人；②关节肿胀有积液的病人；③急性筋膜，及肌腱损伤的病人；④有新骨折和陈旧性骨不连的病人；⑤肝区、肾区有病，及患肝肾疾病的病人。

手拍打与棒敲击有何不同

表 1-2

	拍　打	棒敲击
基础理论	中医经络	错位筋缩，肌肉僵硬
工具	手掌	敲击棒
治疗范围	用于保健 慢性疾病的康复	用于肌肉僵硬引起的病症 亦可保健，有助于活血松筋骨
治疗深度	浅，在表皮	深，入皮透肉达骨
治疗时间	长，在半小时以上	短，部分 3～5 下
病人感觉	轻拍，时间短，舒适、快乐 重拍，时间长病人痛苦	痛、治疗后局部发烫或全身发热发烫，非常舒服
作用时间	短，即时	长，持久
治疗效果	差	好，短时间达到治愈

手拍打与棒敲击治疗有根本的区别，是两个概念。表面上很相似，拍打用手掌进行拍打，敲击用棒敲打，实际上有很大的区别，下面予以分述。

拍打疗法：拍打用的是中医经络理论，通常用手掌拍打，在公园可见到拍手的，拍肢体的。一般外侧阳经从下往上拍，肢体内侧从上往下拍，和经络走行相一致，多用于保健和慢性疾病的康复调理，拍打比较浅，在表皮上。拍打时间多在30分钟至2个小时，轻拍时间短时，病人感觉舒适和快乐。如拍打较重，时间较长，病人痛苦，即使有治疗作用也是即时的，治疗效果差，持续时间短。有时拍打出瘀血，病情也不会好转，为什么呢？拍打浅，深部的瘀滞没有解除。拍打作为一种保健方法是很好的。

棒敲击疗法：用的是中医伤科错位筋缩、筋肌僵硬的理论。治疗使用的是敲击棒，多用于肌肉僵硬引起的病症。敲击棒敲击在人身体上，它可以入皮、透肉、直达骨头，病人反应重。病人会有痛的感觉，但可以忍受，力度有穿透达到骨头的感觉。治疗后病人局部或全身发热、发烫，治疗效果好，短时间达到治愈。作用时间长，持久。一个部位敲击几下就好了，力度透下去直达骨头，促进了全身的血液循环，肌肉僵硬的病人敲打几下就松开了。当然有的病人不是一次就能敲好的，但敲一次会松一些。

这支敲击棒击下去究竟有多大的力，根据软硬棒的不同，每个人操作时用力和技巧不同，得到的反应和疗效也不相同。棒击时对身体有什么作用和影响，还不得而知。目前，在治病过程中只是发现视觉、肢体、功能、触摸的变化。

（1）视觉

敲击棒治疗后病人皮肤微微发红，或出痧，或有紫黑色瘀血块出现。局部的肿胀不明显，或是肉眼观察不到。

病人特殊的变化：有一部分病人在没有棒敲击过的肢体远端也会出现紫的血疱。如在上臂和肘窝棒击时，可以在腕关节处发现有花生米或枣大的血疱。这可能是经络和气血通畅后的表现。

（2）肢体功能

棒敲击治疗后有功能障碍的病人均有不同程度的改变。如颈部较紧、旋转受限的，棒敲击治疗后变得灵活，僵硬感减轻。上肢和肩关节活动受限的，棒敲击治疗后，肢体功能立即得到改善，手可上举、抬肩、手后背能摸到对侧的耳朵。下肢和膝关节伸屈障碍，不能下蹲的，棒敲击治疗后可立即伸屈自如，下蹲接近正常的肢体活动。

（3）触摸

病人的气血不通，经络阻塞、风寒瘀滞，肢体和病变部位往往在触摸时有冰凉的感觉，多在脊柱两侧颈背部、腰部、臀部及四肢。棒敲击后立即发生改变，再触摸时有发热、发烫的改变，病人感觉局部或全身发热。棒击局部后病人会有全身变化，全身发热、怕冷的感觉消除，原来不出汗的身体现在可以出汗。因此病人若长期四肢不温，可以用棒每天轻敲作为保健治疗。棒敲击治疗后的部位，再用手触摸时，僵硬的肌肉变软，可用手抓捏起来；用手指拨或者按时，深部的肌肉组织也有柔软的感觉。病人感觉舒适，肢体活动度明显改善或正常。

总之，棒敲击治疗后病人会发生局部和全身的变化，根据病人的病情程度、发病时间不同，变化也不相同，今后还需要进一步观察和研究，使之更加完美、更加合理、更有说服力。

棒敲击治疗后的注意事项

棒敲击治疗后病人的注意事项及建议：

1. 注意保暖，治疗的部位不要再受凉。

2. 治疗期间不要因工作需要长时间用电脑，使用电脑 1 小时要活动一会儿。

3. 在空调房间，不要让冷风直接吹在身体上，冷气温度不要调得太低，可将温度调高些，如无法调节的情况下应适当增加衣服。

4. 在治疗期间不要喝冷饮，防止肌肉收缩、寒凉再次入侵。

5. 棒敲击治疗后，可泡温泉或洗热水澡，有增强治疗效果和辅助作用。

第二章　棒敲击疗效

股票经纪人的苦恼

来诊者是位股票经纪人，他告诉我他的头不敢转，向右只能转区区 10 度，向左就一点都不能，转头时需要转身才行，感觉自己像个木偶人，这种痛苦已经持续 3 年了。

说来有趣，3 年前他曾买了一本《群言堂》，看完后介绍他的朋友来找我看病，而他自己却一直找其他人推拿、针灸、理疗等，情形却越来越坏。直到近日，他介绍来的朋友问他："为什么不找朱医生看呢？你的病也只有他能看，他有一支棒，可厉害了。"他赶紧打电话预约，今天就过来了。

他寒背，颈肩僵硬，什么手法都做不了。我拿出一支短棒，他瞪着眼睛仔细地看："这就是传说中的棒？！"我先敲他的肩，敲了十几下，肩上就出瘀血块了，星星点点，让他转头试试，情形好一些。

寒背：这是我在长期的治疗中发现的一种很普遍的现象，与长时间一个姿势受寒有关。比如长时间的坐姿不正，用电脑吹冷气，背部形成了一个僵硬弯曲的弧度，类似驼背，但又不是驼背。这种情况往往不容易做胸椎复位手法。

我问他："你怕疼吗？"

他很坚强地回答："不怕，我知道来了就要挨打！"

既然如此，我就加大力度，继续敲他的肩、背，疼得他闭着眼睛、咬着牙，愣是不吭声。一会儿肩上出现了好多瘀血块，前胸、锁骨上也有一些出现，让他再转头试试，可以左右转动了。

我说："好了，就治疗到这里吧。"

他笑着说："要知道这样，我早就来找您了。"

我对他说："凡事讲究缘分，也许上天就是想让您多吃点苦头。您让您的朋友来，您的朋友治好了再让您来，有因有果。哈哈，反正，您现在好了就行了。"

不知道的反应

有个礼拜六,一位年轻的女士在男朋友陪同下来找我看病，她说她右边的眼睛不断地跳动，不自主地眨，看东西模糊不清，右边的脸也抽搐，很是痛苦。背和腰也都是僵硬的，全身不舒服，但最要紧的是脸上的问题。

我先请她去拉筋，拉完筋后，请她进来给她做复位手法，可她的右半边身体都是僵硬的，根本就做不了，只能用棒敲她了。一打她就哭，我告诉她："如果现在不打你，将来就要完蛋，你的右半边身子会全僵硬。"

给她敲完背，问她感觉怎么样？

她说：“也不怎么样，好像是好点，可是我的脸、我的眼怎么办呢？我的脖子也转不动。”

我让她坐着，又开始敲打她的肩，一打，她哭得更厉害了，说：“原来打肩更疼！”我说：“是啊，你就哭吧。”

给她打完，再问她怎么样？她说现在回答不了你，等回去看看。

礼拜一，一早就打电话来：“你这是什么医生呀？我本来就不舒服，现在被你打得整个脸都在跳，两个眼睛看东西都模糊了！”

我立即说：“你马上过来，我给你看看。”

她不高兴地说：“你要我过来，又要收我的钱，你以为我的钱那么好赚呀！”

我回答道：“我不收你的钱，你过来我要看看你究竟发生了什么事，我的感觉你只会松，不会紧。”

电话挂掉，她也没来，我也不开心，看过的病人中很少有这样的反应。

一个礼拜后，她男朋友打电话来说，真的很不好意思，很抱歉！朱医生，我们对您的治疗方法不了解，也不知道治疗过程中会有那么多的反应。现在她的脸不抽了，眼睛看东西也不模糊了，颈肩也不硬了，就是肩膀还有一点疼，而且现在她的腿冰凉，冷的受不了，请您再帮她看看吧。

我对他说：“讲明了，来了就要打，如果不接受打，不要来找我，也不要打电话来骂我，好了是你的运气，不是我的本事。”

他赶紧说：“我们一定要来，不好意思，朱医生！”

他们再次来到我的诊所时，她脸上的病已经全好了。我告诉她这次要打她的脚，请她趴在床上，打她的脚、腿，然后再请她仰睡在床上，再打腿的前侧，打完后，走了，到现在没有再来。

附：后来才知道，这个病人是做网上生意的，每天要面对电脑。曾经一个礼拜连续趴在电脑上，一天只睡3个小时左右，空调就在她的右侧吹。

百变的冷气病

冷气病是没有规律的，其症状也是多变的，有什么样的病人，你就要想出什么样的应对方法。我总是叫我的学生们用脑子去看病。当脑子里积累的东西多了，遇到新的病情，自然就会想出方法解决。现在到处都有冷气，什么都用电脑，如果没有棒，可怎么看呀?

◎的士司机的“漏肩风”

他是一位的士司机，说自己得了“漏肩风”。胳膊上举疼痛，背屈也痛，一个姿势时间久了也痛，总之没有好受的时候。这情况已经好几个月了，各种方法用了也不见好，有人介绍来找我看。

我问他：你怕疼吗?

他说：不怕，只要能好就行。

我用棒敲他的肩、背，看他的表情，好痛苦！但他却忍着一声不吭。两个肩轮流敲，两分钟后，让他试一下。抬胳膊不疼了，但向后背屈，还痛。

我又敲他肩的前面、胳膊，再让他向后蜷曲，只有一点点痛了。查看他的肩，全是大大小小的瘀血块。

我说：好了，今天就这样吧，你回去试试看，不疼就不要来了，回去后注意尽量少吹或不吹冷气。

他得的就是冷气病！香港很热，他每天开车，总是开着冷气，又不注意保暖，肩头受了风寒。因为我自己吹冷气，肩头也会不舒服，所以我夏天出门总是带件背心。因为自己有这方面的问题，所以他一说我就想到他的问题出在哪里了。

◎澳洲的图书管理员

他是澳洲人，朋友带他过来的。他站不起来，走路一拐一拐的，上下楼梯困难，已经 3 年了。走了好多地方，看了好多医生，但没有进展。朋友带他过来找我，希望我能帮到他。

我问他：你是什么工作？

他：我是图书管理员。我的工作很轻快，没事的时候就看书。

我：屋子里有冷气吗？

他：有啊，而且开得很足，出风口离我的桌子不远。

我请他先出去拉筋，他很吃力地坚持了 20 分钟，然后我让他趴在床上，开始用棒敲击他的背、腰、臀、腿，一路打下去，打得他是龇牙咧嘴，但他还是忍着。打了大约 5 分钟，让他下来走走看。拐得轻了，走楼梯能上，但还是费劲。

再打他的大腿前侧，膝盖的内外侧和腘窝，再让他走楼梯，可以不费劲地走上走下了。

他脸上带着惊喜与不可置信：简直太神奇了！我看了 3 年的病，在您这儿就这么简单？太神了！我还可以再来吗？

我说：可以，但你回去后必须要拉筋。上班时备件衣服，你是由于冷气入侵身体所致，活动又少，日积月累，导致了筋腱收缩，所以就有了这一身的怪毛病。现在挨了一顿打，气血活了，筋肌松了，人自然也就舒服多了。

两个看起来症状各不相同的病人，一顿棒“打”之下，都出现了如此神奇的效果，对于棒的“活血”效果之快，由此可见一斑吧。

半屈膝进来的男士

40多岁的男子，走进时弓着腰，膝盖半屈，双手搭在他太太的肩上，站不起来，全身疼痛无力，整个人像坐着被放进冰箱里速冻起来的样子，像表示闪电的那个符号。

我问他：你的工作是什么?

他：在银行工作。

我：电脑多吗?

他：上班就是面对电脑，回家后还要待在电脑跟前最少1个小时。

我：吹冷气多吗?

他太太：屋子里冷气开得很足、温度很低，一般人进去都受不了。几年前他犯过一次这样的毛病，后来，天气冷了，衣服穿多了就好了。这一次很重，到医院检查是腰椎间盘突出，医生建议动手术。是朋友介绍我们来找朱医师，说也许您会有办法。

今年的夏天太热，时间又太长，他是由于长期坐在电脑前，吹冷气太多所致，他现在的样子，就是坐在电脑前的样子。

我先让他出去拉筋。对他来说拉筋实在太痛苦，上举的腿伸不直，下垂的腿向上翘，根本落不下，一条腿一次只能坚持拉 5 分钟，终于将 20 分钟熬了下来。

他的颈、背、腰全是僵硬的，只能用棒击了。请他趴在床上，在他的背、腰、臀、腿上敲击，一边敲他一边疼得哇哇叫，让他起来走走看，效果不大。给他拔火罐，在他的背、腰、腿上全部排上了火罐。8 分钟后，起身，他说现在感觉舒服多了！问我还可以再来吗？我说可以。

第二天他又来了，说回家后好了很多，下午到晚上可以直起腰来了，但睡了一觉又直不起来了。

先拉筋，比昨天好多了，拉完筋后，又用棒敲击，敲完又拔火罐，拔完火罐又可以直起腰来了。

我叮嘱他：回去后一定记得每天拉筋，不能再吹冷气！还可以去泡热水澡，帮助祛除风寒，还不好的话，一个星期后再来。

时间过去了一个多月，他没有再来，想必已恢复很多。

附：此病人虽然在医院检查是腰椎间盘突出症，但即使开刀也不会好，因为他是由于长期受凉所致，为什么两次犯病都是在夏天呢？因为夏天他总是吹着冷气，坐在电脑跟前不起来，说他被速冻，虽是玩笑话，但也是实情，只有将体内的风寒排出来，他才会恢复正常。

前卫的发型师

他是名发型师，虽然已是 42 岁，但穿着前卫，看起来比实际年龄要小得多，可能跟他的职业有关吧。他说全身都不舒服，颈不能动。我想是现在天气热，发型屋里开得冷气都很足，天天待在这样的环境里，很难避免冷气入侵。等他出去拉完筋后再进来，我告诉他，治他的病必须要用棒来敲的。

他说："我知道，我的两个朋友已经都来打过了，打时痛，过后舒服。是他们让我也来体验一下的。"

我让他弯腰，离地 7 寸，腰背明显僵硬。我告诉他："你的身上这么僵，什么手法都不能做，你可要遭大罪了，我要用敲击疗法了，不会客气的！"

他点点头："我有心理准备的！"

我先打他的颈肩，半分钟的时间，他便开始哭，一个大男人哭得那么大声，让人感觉到很凄凉。

我笑着对他说："哭吧，哭我也要继续敲击，为了疗效，收不了手了。"他一边哭一边却很坚决地说："敲吧！我坚持得住。"

再给他接着敲击背、腰、腿，因为他很坚强，而且心理也有了准备，所以给他治疗的过程中用力较大，击得也比较彻底。他的哭声却愈显凄凉，简直是鼻涕一把泪一把。我太太给他拿大块的纸巾。

几分钟后，查看他身上，哇，肩、背、前胸、锁骨上都是一团一团的瘀血块，但他说全身已经舒服了。

他问我何时再来，我告诉他：暂时不要再来，等瘀血褪了后看看吧。打你那么疼，你又何苦来受罪呢？刚才哭的那么凄惨。

他：我是想到我妈了。

噢，人在痛的时候，想到的还是自己的妈妈！我的妈呀！哈哈！

摆明要来挨打的

一位 50 多岁的女子，今天过来取拉筋凳，并跟我太太商量，今天还想请我看病。我太太说："你已经看过 3 次了，就不要再看了吧。"她说："虽然现在腰背的不舒服已经好了 7 成，但还有 3 成的不舒服，希望能把它拿掉。"看着她急切的样子，我太太应允了她。

观察她的病情，身上的瘀血块还没有完全退去，若是平时这种情况是不应该继续采取治疗的，因为敲击的疼痛会比往日更强。但她这次来，态度很坚决，并希望将剩下的 3 成不舒服拿掉。

前 3 次主要是在她的肩背上敲，有个差不多就收手了。今天既然她有这样的要求，就成全她。请她趴在了诊疗床上，让朱宏在她的背、腰、臀、腿、腘窝处，全都敲击，力也比较大。她咬紧牙关，没有哭，但嘴里是"嗯、嗯"的声音。

几分钟后，查看她的腰、背上又出来很多的瘀血块，腿上、腘窝也都有好多出来。请她下床试试。她说：我现在全身都火辣辣的热，这是最彻底的一次，看来我还要来！

我说：你先在家里拉筋，等瘀血消退，看看有无不舒服，如果有再来，如果没有就不需要再来了。

她说：你真是我遇到的最奇怪的医生，送钱来还不要！

通则不痛

她长得很斯文，40 多岁，戴着眼镜，说话也是慢条斯理的，给人以温柔的感觉。上次来时主要是看颈椎，现在肩、臂、前胸上的瘀血还没有退完。她说，上次治疗结束后，已经好了很多了，但感觉上还没有完全痊愈，这次来是想请我治疗的更彻底一些。没有拒绝的理由！

弯腰离地 2 寸，先请她出去拉筋吧。20 分钟后进来，请她趴在床上，胸腰椎僵硬，做不了复位手法，而且脊椎有点变形：左背右腰高，明显的侧弯，而且寒背。我告诉她我要开始打了，她说有思想准备！

敲打她的背、腰，没有太疼的感觉，但起身她就觉得舒服了许多。做颈椎复位手法，只有轻微的复位声，再敲打她的肩、臂时，她很奇怪地问："朱医生，为什敲打我的背、腰，没有太疼的感觉，但起身我就觉得舒服了许多。"我说："因为你上次用过敲击疗法，气血通了，这次自然也就感觉不那么痛了。"

给她治疗完，她却还再要求："朱医生，可以再帮我敲敲吗？疗效真的很不错！"不好拒绝她的要求，又给她敲击了一会儿，可我已经是气喘吁吁、满身是汗了。

她见我这个样子，说："朱医生，很不好意思，让您受累了。"

我逗趣地跟她说："我老了，谢谢您给了我这样一个让我运动的机会。"

她对前后两次治疗所表现出来的迥异的结果很是诧异。我告诉她："第一次治疗的时候，你的血管阻塞，气血得不到流通，'不通则痛'嘛。经过第一次的治疗后，气血已经流通，所以第二次的敲击只是起到了放松肌肉的效果，正是所谓的'通则不痛'。有的人在第二次治疗时还有痛感，那是因为病情较重，还有一部分血管在治疗中没有完全通畅。总的来讲会较第一次的感觉一般轻，但也不是所有的情形都是一样的。”

患有筋缩症的年轻人

他的年纪尚轻，20几岁，1米8的个子，本应是生龙活虎的样子，可是他看上去却是愁眉苦脸，有点像大风过后的小树，一点都不挺拔，他自诉腰痛，躺下就站不起来，坐下起身也很困难。

我让他弯腰，他竟然一点都弯不下去。筋缩得太过厉害！请他躺在拉筋凳上，那么长的腿，下垂还要垫一尺高的垫板，上举的腿也是屈曲的，活像两个三角形。他很痛苦的坚持了20分钟，再做胸椎、腰椎的复位手法，都无法做到。只能用棒敲击了。

我让他趴在了诊疗床上，用棒敲击他的背、腰、臀、腿，几分钟后，让他弯腰，已经可以离地5寸了，趴下继续敲击，再试，已经能够离地3寸半了。

他一如孩童般的兴奋，说：“我现在感觉好多了，自在的多了，我还可以再来吗？”

我说：“回去多做拉筋，你的筋太紧了，如果没有不舒服，在家里坚持拉筋就行了。”

又是一个年轻的筋缩患者！

现在随着办公自动化的普及，很多年轻人在电脑跟前工作太久，缺少了必要的运动，加之办公环境日益优化，夏天冷气常开，这样的环境长此以往，想不筋缩都很困难。

希望大家多做运动，多拉筋，养成良好的坐姿习惯，这样才能少患病，少痛苦。

她到底是什么病

一位30几岁的女士，几年前摔了一跤，就经常腰痛，今年又生了蛇盘疮，吃药后好了，但腰疼得却更厉害了。走进诊所的时候，一拐一拐的，手里提着一大堆的CT、核磁共振片子，我问她有什么不舒服，她却乱七八糟说了一大堆在各处的诊断结果：一些认为是腰上长了很多骨刺；有的说是腰椎间盘突出，并伴有腰肌劳损；还有的认为是蛇盘疮后遗症。众说纷纭，毫无用处，病情却愈来愈重。听同事说香港有位怪医专看这种怪病，特意从外地赶了过来。

我已经听烦了，对她说："我不要你的病名，你只要告诉我你现在哪里不舒服就行了？！"

她道："我的腰痛、腿也不舒服。"

其实她进门时的样子已经告诉了我她的病情，请她弯腰，不能。于是先请给她出去拉筋吧。

20分钟后，她进来，请她趴在了诊疗床上，作腰椎卧位推扳手法，两边都有复位声。做胸椎复位第10节到第3节也全都有复位声。

我用棒在她的背、腰、臀、腿上敲击了约两分钟，请她起身弯腰，手已经可以触到地了，走路，也已经恢复了正常了。

她带着不可置信的表情说："不疼了！太神奇太简单了吧！我还要再来！"

我告诉她不舒服再来，没有不舒服就不要来了。看似简单的治疗方法又解决了一个听起来很复杂的毛病。

玩枪后的肩痛

42岁的男子，依然享受单身的自由生活，到我这来，是陪他朋友来取拉筋凳的。在闲聊过程中，他说，在两年前玩来复枪的时候，没有把枪放在肩膀上，而是用手托着，连开12枪后，搞得身体单薄的他马上就不舒服了，双手无力、背屈困难，颈部也不舒服了。问我能否帮他看看。其实，已经过了下午5点，这一天我看了好多个病人，体力上已有些力不从心，本打算让他明天再来，可禁不住他一再请求，便答应了他。

请他直接趴在了诊疗床上，他有些疑惑地问："你也不用检查？你知道我得的什么病吗？"我说："我知道你得的是什么病。"给他按压胸椎第6、5、4、3节全都有错位，请他起来试试，他甚是不明就里，稀里糊涂，但还是照着我说的去做。胳膊已经可以举起，也可以背屈，但还是觉得双手无力、僵硬。

我拿了一支棒，敲击他的肩、背，一敲下去，他叫道："朱医生，您怎么打我？"

我跟他说："你不是让我看病吗？"他说："太疼了，没有别的方法吗？"我说："没有，这是最好的方法。"给他敲了半分钟，让他再试，好了很多了，只剩一点点的感觉了。

他走到外面对我太太兴奋地说："我好了，这次真的好了！以前看过那么多医生，都没有什么效果，你老公可真神了！"又再次进来对我说"朱医生，我好了，谢谢您！"我说："不谢，您别烦我就行！"

附：来复枪的后坐力比较强。这名患者没将枪放在肩膀上，打枪后，后坐力作用于前胸，力向后传递，胸椎也受到了强力震荡，连开12枪，胸椎不错位才怪。所以听他说完，我就确定是胸椎错位压迫神经引起的双手无力、不能背屈上举。复位后，压迫解除，可以上举背屈，但长时间的压迫导致了肌肉僵硬，用棒敲击促使其肌肉放松，气血流通，不适自然就消失了。

脚踝扭伤的老爷子

他是我们经常去吃饭的那家饭店老板的朋友，70岁左右，走进诊所时，拄着拐杖，一拐一拐地。他说从马路上走到街边，一脚踩空，身子向前一扑，但没摔倒，然后就腰疼，右腿无力，脚踝疼痛。

我检查他的背、腰都是僵硬的，什么手法都做不了。凭我的经验，他身体向前一倾，可能会造成腰椎的轻微错位。请他趴在床上，我挑了一支棒，在他的腰椎八髎的地方狠狠地击了几下，让他起来试试。好了一点，再敲，又好一点。敲了3次，腰已经不疼了，但走路还有一点无力。请他仰卧在床，给他做了脚踝复位手法，“咔嚓”一声，再下地时，又好了很多，但还有点拐。

我说：“你已经好了，但要将这种一拐一拐的习惯改过来。因为已经一个星期了，身体已经形成了习惯，如不改变，腿上的筋还是要抽的。”

他有些不放心地说：“是已经好了大半了，但我想好得彻底一些，我可以再来请你看吗？”

他与我约好了星期五再来。

附：我们看病人，是依据病人的实际情况来看，他一边讲，我的脑子就跟着他讲的转，想出相应的对策来解决，所用的方法都是活的，“方随症变”就是这个道理，让我的学生要跟我学的也就是这些。

产后风

一位32岁的女子，生完孩子后着了凉，我现在怕冷、怕风，穿着很厚的衣服，戴了帽子来到我的诊所。

我问她：“你怎么这个样子来？”

她说：“我得了产后风，孩子已经4个月了，现在总是怕冷，手也有点变形，4个月里找了4个中医调理，一点都不见效，从网上找到朱医生的《错缩谈》里有一篇讲的是产后风，我就来了。”

我说：“以前我的祖父、父亲治这种病时会用中药，但我现在的治疗方法已经改变了，要用棒敲击的，会痛，您能忍的了吗？”

她显得很怕痛的样子。

我说：“那没办法了，以前我用棍针，但效果有点慢，又很耗体力，我的身体受不了，您自己决定要不要接受我的治疗吧。”

她最终选择了治疗。我的学生开始用棒在她身上敲，“啪啪啪、啪啪啪”的声音里她扭动着身子，看起来很疼，我拿了一支棒站在她跟前问她能不能忍得住疼，她点了点头，我于是用击法，在她每条腿上各击了三四下，她说腿暖了，又在她背、胳膊、手上都用击法，都是几下而已，没等她反应过来，已经打完了，她说身上暖多了。请她出去坐了一会，又问她的感觉，她说：“好了一些了，但不知回去后会怎么样。”我说：“没有那么快，回去看看效果再来”。她又问“敲多少次能好？”我告诉她“这讲不来，每个人的情况是不一样的。”

因为她是第一次做这种治疗，没有心理准备，所以我只是点到为止，如果已经有了心理准备，那下手会比较重一些，病情也就好的快一些。

身体侧弯的女士

一天诊所开门不久，一位看上去40多岁的女士，由她老公搀扶，拄着拐杖，身体向左边侧弯，一拐一拐地走进了来。她说她这个样子已经两个多月了，看了大大小小的医院，都没有什么效果，反而是愈来愈重了，听公司的同事介绍香港有一位“怪医”朱增祥专治怪病，今天就特意赶了过来。

她是做文职工作的，经常要用到电脑。

请她弯腰离地7寸时，左半边身子看起来比较僵硬，左腿尤为厉害，身体因为疼痛而不由自主地向左边倾斜侧弯。拉筋，很紧！上举的腿用绑带绑起来才勉强可伸直，下垂的腿绑上沙袋，也需要垫很厚的垫子。

20分钟的拉筋好不容易才坚持下来。请她趴在诊疗床上，胸椎和腰椎是僵硬的，还是没法做复位手法。僵硬的肌肉，必须用棒来敲击。在她的背、腰、臀、腿上敲，当敲到她左腿的时候，这位女士哭了，敲到腘窝时，她猛地大哭起来。

我对她说：你尽管哭吧，大声哭，哭出来就好了。

两分钟后，请她下来走走看，腰已经直了，走路也平衡了。

我说：你感觉怎样？要不要再敲？如果你觉得有用，就自己再趴上去。

她马上又趴到了床上，请我继续给她敲击，我又在她的腘窝处敲约一分钟，让她再下来试试，她看起来已经完全恢复正常了。

她老公在一边很惊奇地看着，显得有些不可思议。

看起来很重的病，就这样简单地看了一次就好，除非她自己以后用电脑不注意又坏了。虽然事实摆在眼前，总也让人难以置信。她的问题就是由于长时间不正确的用电脑姿势，再加上吹冷气，左腿的筋腱慢慢收缩，时间越久，收缩的也就越厉害，慢慢的整个身子都随之筋缩，这就是中医所讲的“不通则痛”。用棒敲击后，她的肌肉放松了，血液循环也通畅了，自然身体也就恢复了。在治疗中哭泣是一种很奇怪的现象，这种哭泣是不由自主的，往往病人哭出来后，病也就好了，这是我的经验。

他的膝痛 20 年

他是位保安员，56 岁，膝盖疼了 20 年，近 6 年间开始加重，上下楼梯不便，不能下蹲，出门就怕上厕所是蹲便，真是太可怜！经人介绍来找我，问我是否能医他的病？

我对他讲：“你的病我能医，但是要用棒敲击，如果能接受就给你医，不能接受则不医。”

他说：“只要能治，怎么都行！”

我请他趴在床上，先由我的学生刘金刚“噼噼啪啪”敲打了几分钟，疼得他身子扭来扭去，之后我用棒在他的腘窝处用力击了五六下，让他起来下蹲试试，能蹲下一半了。接着再趴在床上打腘窝，大腿后侧。再请他换个姿势面朝上平躺着，打大腿的前侧，膝盖的内侧和外侧，此时大腿、膝盖上已经出了瘀血块，而且很多，大大小小，有些看起来是一团一团的。

再让他下蹲，又下去好多，但蹲不到底。

再接着给他前后左右都敲打了一遍，这下可以完全蹲下、起来了。

他一边做着蹲下、起来的动作，一边很激动，但又很疑惑地说："奇怪，我看了那么多医生，没有像你这样的看法！腿从来没有这样轻松过！真是太奇怪了！难怪他们告诉我一次就好！"试了一会儿，他又问："我什么时候再来？"

我说："你已经好了，不需要再来了。"

他说："真的一次就好？这么多年的病？"

我让他蹲下，再起来，已无碍，告诉他："你的血脉已经通了，真的不必再来了。"

头晕头痛，活动受限

今天看了3个病人，症状差不多，头晕头痛，颈肩僵硬，活动受限，转头时需将身子一起转动，如木偶一般机械，前两位都是女子也都很坚强，肩上出瘀后都好了，第3位是位身材高大的男子，将近1米9的个子。

我问他："你怕疼吗？"

他说："没关系，您打吧。"

于是，我先让我的学生金刚来敲他的肩背，敲了几分钟，他已经疼得左摇右摆，快要坐不住了，我知道快要出瘀了，便由我来接着敲，挑了只硬棒，用“点”法敲了几下，瘀就出来了，暗暗的，好像从很深的地方冒出来。

让他试试。他表示颈部舒服多了，头也不晕了，但是手还是觉得无力。

我挑了一支较宽的棒，敲他的臂，用“平面”打，这样病人不会感觉到太疼，劲往里边去。对两手臂各打了七八下。他说：“现在整个人都舒服了，头脑也清醒了好多，手已经有了力量。”接着又问我下次什么时候再来，我告诉他再痛再来，不痛就不必再来了。

附： 有一点要注意，用棒敲击当病人感到特别痛的时候，就是快要出瘀了，要再打几下子，马上就出瘀，千万不要就此收手，错过良机。

走路只能脚尖点地的女士

一位深圳工作、老家在东北辽宁的女孩，听人介绍特意从东北辽宁把妈妈接到我这里来看病。妈妈走进诊所时，身体向左边侧歪，右边屁股高，右脚不能踩地上，只能踮着脚尖走。女儿说，妈妈腰疼了 6 年，近一个月突然变成了这样走路了。

“让她先出去拉筋吧！”可是拉了不到两分钟她就大喊救命，右边髋关节实在太紧，受不了。请她趴在诊疗床上，我对她们说：你们那么远过来找我，我不敢说有把握，只能试试看，好吗？她们连连点头。我挑了一支最大最沉的棒，抡起来击她的臀部，她女儿在一边看着妈妈，很心疼！哭的无声但很凄凉。

我跟她女儿解释:“虽然我用的力较大，但打下去比较软，你妈妈的肌肉太僵，如果我不敲松，无法给她治疗。”

女儿无声只是点头，看得出是一位极其孝顺的女儿。

接下来，我给她做胸椎复位手法，胸椎第9、8、6、5、3节全有声，看起来还有希望，再给她做腰椎卧位推扳，很硬，做不了手法，抡棒再敲击八髎、臀、大腿，半分钟，让她起来感觉一下。

臀还是翘，但比刚才好多了，她说，腰和大腿好多了，小腿酸胀。于是继续敲腘窝、小腿。她说:“又好一些了，但臀、腿还是有些不舒服。”

我说:“今天就到这吧，回去看看，后天再来吧。”

到了晚上吃饭的时候，她女儿有电话来，说她妈妈回去后好很多了，后天要回深圳，想约明天过来。我答应了她。

西医患者的信任

51岁的他是一位西医医生，是同为西医的王医生介绍来的。来了之后，他的话不多，只是告诉了我症状：颈椎第6、7节有问题，颈肩僵硬疼痛，有时也会牵扯头痛。我检查了一下，他的颈、背、腰都是僵硬的，还有寒背。我试着给他做了颈椎旋转复位手法，但他的肌肉太僵，做不了手法。我跟他说:“您身上太僵硬，除了用棒敲击，没有别的方法可用。”

他很信任地对我说:“你该怎么治，就怎么治！”

我挑了一支硬棒，开始在他的右肩上敲，不到10下，他的右肩就出现了瘀血块，右前胸边也出来了一些瘀血点。再敲左边，也是同样的情况。

让他活动颈椎，试试如何？他试了一下，说："我的病已经好了7成，您再敲吧"。于是在他的双肩上又各敲了十几下，他活动了一下，告诉我："好了，全好了！"

治疗结束后，他告诉我他做过西医能做的一切：颈部牵引、物理治疗、吃西药等，但都毫无进展。后来王医生介绍他来找我，来以前他对我做了一番了解，所以很是信任我。我知道他要长时间伏案给人看病，屋子里又长期开冷气，导致血管阻塞，用棒敲击将阻塞的瘀血敲出来，也就好了。

遍寻名医的她

黄女士今年61岁，她说她一身毛病，找了很多的医生看都没有明显的效果，机缘凑巧，看到了我的书《群言堂》、《错缩谈》及《错位筋缩浅谈》3本书，打了很长时间的电话才预约过来的。

进门后她就说："您是我找的最后一位医生了，如果还看不好，我就不看了，带着它到死算了。"我询问了她的病情，她说："全身都不舒服，站的时间一长，腿就无力软了，不能正常上下楼梯。"

我让她弯腰试试，手可以点地，但腰椎僵硬做不了复位手法，胸椎也做不到。于是我跟她说"您的病要治，也只能从腿上下手了。"

请她趴在了床上，先敲腰背，再敲腿，再敲腘窝，两分钟后起来走，还是无力。再敲击大腿后侧、小腿、腘窝，好一点，但还无力。然后请她仰卧床上，敲击大腿的前侧、膝盖内外侧各两下。然后请她出去走楼梯，她回来后，带着满脸的欣喜告诉我："已经可以正常上下楼梯了，腿也有力了！”

棒，就是这么简单！就是这么神奇！她的毛病，主要是腿上血液循环不好，虽然腰背僵硬，但用棒敲击后，她的血液循环好了，气血流通了，毛病自然也就好了。

半边脸、眼抽搐的男子

40多岁的男子，经常用电脑，近来感觉右半边脸和眼都抽搐。看了很多中医、西医、针灸师等，都搞不清他到底得的是什么病。有一位针灸医生将《筋长一寸　寿延十年》这本书给他看，介绍他来找我，他太太的朋友也是被我看好的，也推荐他来。

我问他：你做什么工作？是不是每天面对电脑？

他：是的，每天对着电脑工作。

我：房间里可有冷气？

他：有，在偏右方。

方向刚好对着他右边的脸和身子。

弯腰，手离地8寸半，一弯腰整个身体就向前冲，要摔跤。先请她去拉筋。拉筋的时候，左腿上举，身体还没啥反应，而当右腿上举的时候，脸和眼又开始抽搐，而且抽得比较厉害，旁边的人有些害怕。

我说：没事，就让他拉。

坚持20分钟下来，他的脸和眼的感觉好一些。请他趴在诊疗床上，给他做复位手法，什么都做不了，身体是僵硬的。用棒敲击吧。

与拉筋时的反应一样，敲击他左边的身体时没有反应，一敲右

边，脸又开始抽了，但已经有了刚才的经验，他也就不担心了，顺着他的背、腰，一直到腿，打了大约有五六分钟吧，请他起来，

他很高兴地说：现在已经舒服多了，我还要不要再来？

我说：回去看看，有效果就再来。

过天他又来了，说自己感觉好多了。和上次一样，先拉筋，这次拉筋比上次要好。拉完筋后，又用棒敲，这一次给他敲完，我又用棍针在他脸上刮：睛明、迎香、四白、颊车、太阳等穴位，来回弹拨，很痛。

刮完后，他很高兴：朱医生，我感觉又好了很多。

我告诉他：你这毛病不可能一两次就好，以后还需再来。

他赶忙点头，连连说好！

附：他的病看起来好奇怪，如果按一般的看法，是神经出了问题，但他实际上是筋缩，右半边身子因长期吹冷气，导致大筋往一块收缩，引起半边脸、眼抽搐，所以拉筋、棒敲时都有反应，将筋放松了，他抽得也就轻了，但为什么第一天不给他刮脸呢？因为他的病情看起来比较特别，首先要有一个初步的判断，才能探视性地问路治疗，断症明确后，再下手去做，这样比较安全，是对病人的负责！

200公斤的他，拄着拐来

他有200公斤重，笨重的身子弯着腰拄着拐，一瘸一拐地走进诊所，说他的腰痛，不能走路，其实他的样子已给透露了他的病情。

我问他：做什么工作？

他：我是名会计。

又是一个天天面对电脑的人，先让他出去拉筋。

拉完筋进来，请别人都是趴在床上，给他找了个垫子铺在地上，哈哈，他的块头太大。做腰椎卧位推扳手法，腿像大象腿，根本就搬不动。按压胸椎，也是纹丝不动，我的妈呀，这可怎么办才好？！

挑了一支最硬的棒，用最大的力，抽、敲、击他的背、腰、腿、腘窝。一会儿我就累得满头大汗了。请他站起来试试，身子直了。

他：咦，我的腰不疼了，身子不歪了。

趴下，再打两分钟，起身。

他：真是轻松多了，朱医师，我是否还要来。

我：不必再来了，将这支棒送给你吧，让家人每天照我的敲法帮你敲就行了，不必再来花钱了。

病人很感动，千恩万谢，周围的人也很感动，哪有这样赔本的医生啊，哈哈！

慢性病容的年轻男子

他很年轻，30 岁左右，特别瘦，看起来就是慢性病容：脸色灰黄、眼睛很大，但没有精神。买了一本《筋长一寸　寿延十年》，照着书上教的方法拉筋一个月了，再对照书上错位有可能出现的症状，觉得自己可能错位了。打了好几次电话才打通，预约今天来看病。

他：我以前得过肺结核，经过治疗，已经好了。但现在感觉胸口闷得像压着一块大石头，时时刻刻难受；左边髋关节酸疼，特别是腿向外横展“一”字，收回时那种酸痛的感觉尤为厉害。

因他平日就拉筋，就直接给他做复位手法。

胸椎按压，第 7、6、5 节有复位声，喘气，胸口马上就不闷了。

腰椎卧位推扳手法，也有复位声。起身将腿横展，还是不行。

再做侧位推扳手法，“咔嚓”一声，起来再试，可以横展了，只是臀部还有点紧。

他高兴地说：太神奇了！真的是太神奇了！

我问他：怕挨打吗？

他答：不怕。

那种表情看起来倒是很期盼的样子，哈哈。

请他趴在床上，拿一支棒，在他的背上、腰上、腿上各敲了几下，屁股上又多加了几下。他再起身，脸色也红润了。

他：我都出汗了，挨打后真舒服啊！

大家忍不住都笑了。因为他的身体比较虚弱，我教他回去如何调理身体，如此年轻，希望他的身体慢慢恢复过来吧。这位先生怀着满心的欣喜回去了。

物理治疗师的苦恼

他是美国的物理治疗师，今年 51 岁，经常给人家治疗，可是自己的痛苦却解决不了，很是苦恼！有一天买了一本《筋长一寸　寿延十年》，看完后，就跑来香港，我问他有什么不舒服。

他：我的腰痛、腿痛已经有 4 个月了，西医检查是肌肉撕裂。

我：你是怎么得的这病？

他：有一次我治疗病人时，将病人抱起来，突然感到腰痛，过了几天腿又开始痛。这几个月，我什么方法都用了，可是越来越重。

弯腰，手离地 12 寸，筋很紧。还是先出去拉筋吧。

20分钟拉完筋进来，趴在床上，寒背，胸椎做不了手法；腰椎僵硬，也没法做手法。

我说：你的腰背全是僵硬的，筋缩得这么厉害，腰怎么能用得上力！怕疼吗？

他很坚决地说：不怕！

我请他趴在诊疗床上，挑了一支棒，在他的腰、背、腿上敲击，然后又让他平躺，给他做横拉，只能拉到80度，就已经很吃力了。一边横拉，一边敲大腿内侧。

起来弯腰，手离地8寸。再敲，先敲大腿前侧，再敲后侧，然后是臀、腰、背。

再弯腰，离地6寸。我已经是满身大汗了，对他说：行了，你已经好了一半了，你筋缩得太厉害，给别人治疗时很容易伤到自己，回去后每天多拉筋吧，只有自己的身体好了，才能帮到更多的人！

他连连称是。

他太太见先生好了很多，问：可以卖只棒给我们吗？

我：不可以，因为这棒做起来不易，又很容易坏掉，我给了你们用不了几次就坏了，你们也不会修，就浪费了材料，我的材料也是来之不易啊。

他太太点头：哦，是这样，我们明白了。

患肩周炎的女士

这位女士53岁，但看起来比实际年龄要小，只是脸上的表情不是很愉快，有些忧郁。

我问她哪里有什么不舒服？

她说：我的左胳膊疼痛有些时日，针灸推拿都不见效。前段时间在深圳有一位气功大师收了我一千块，说可以帮我治好，教了我一个星期的气功，还用气功给我治疗，结果病情一点都不见好，而且胳膊上全是淤青。听朋友说朱医生看病一次就好，所以您一定要帮我！

我说：我没那么神，那只是瞎猫碰了个死耗子而已。

让她抬胳膊，上举只能到 90 度，不能背屈。

按压胸椎，比较僵硬，第 5、4、3 节有小声复位声。

颈椎也比较硬，也只有 2 声小小的复位声。

用棒敲吧，挑了一支短棒，在她的肩、背、腋下、胳膊上敲，疼得她哇哇叫。

上举，可以到 150 度了，背屈，可以向后了，但幅度还小。

再敲她的肩头前面、后面，再试，又好些。

我说：今天就这样了，您的筋太紧，回去还得自己锻炼，将粘连的地方松开。

教了她一套自己锻炼的方法。

她很高兴：已经好很多了，谢谢您朱医生！我还要不要再来？

我说：自己看着吧，如果每天锻炼，也可以好的。若进步不大还可以来。

类风湿关节炎意外的收获

一个 71 岁的老太太，右边腰痛，腿也不适，走路不听使唤，第一次来，用棒给她轻轻敲后，她感觉身上很轻松。与我商量每周来两次，一为拉筋，二为让我给她敲敲。我原不答应，只是让她在家里拉筋即可，可是拗不过她的恳求。

她说：哪怕让我轻松一会儿也可以！

唉，让人难以拒绝，只好答应。

大约是第 4 次来，她很高兴地说：我原来身上就有类风湿性关节炎，手指变形，怕冷，正常情况下要比别人多穿几件衣服，而现在，我才来你这儿几次，变形的手指比以前好看多了！而且也不那么怕冷了，衣服穿得也少了，真是太神奇了！

喜悦之情溢于言表，让周围的人也忍不住为她高兴！

我说：那是由于用棒敲击后，你身上的气血流通得好了，自然而然地就不怕冷了。至于你变形的手指好看多了，那就算是个意外的收获吧！

理解万岁

47 岁的男子，瘦瘦的，来到诊所。

我问他：你有什么不舒服？

他：我的颈、肩、背都感觉僵硬，很不舒服。

让他弯腰，手离地 7 寸。先请她去拉筋，20 分钟后他又进来。他的全身僵硬似板子，胸椎、腰椎都做不了手法，颈部也僵，只有向左侧旋转时有一声，而且声音小小的。

我拿起短棒就敲他的肩，敲了没几下，他就喊疼，不让敲了，嘴里说：这怎么能受得了？会不会打坏？

我告诉他：不会打坏，你是由于吹冷气太多，肌肉僵硬，血管阻塞。什么手法都做不了，除了用棒敲，我没有什么办法了。

他：不敲不行吗？

我：不行。你还要不要敲？

他：要敲，还要敲多长时间？

我：我不知道，每个人情况不一样。你要敲我就给你敲，不敲就算了。不收你诊金，你现在就可以走了。

他：你知道被敲很痛吗？

我：知道，但你必须要这样治疗。

他：好吧，你敲吧。

我又在他的肩上敲，也就是半分钟的时间，他的肩上、前胸有好多瘀血块出现，让他活动一下脖子。

他：舒服多了，还要敲吗？

我说：不要敲了，可以了。

他出去了，我太太让他看自己的肩，也有瘀血块，并告诉他“我也是由于血管阻塞，导致颈痛、头痛，棒敲后，气血流通了，人就舒服多了”。

他还是困惑的表情，付了诊金，然后说谢谢走了。

其实像这种情况，蛮多的，病人担心会不会敲坏？而且敲出来瘀血块也有害怕的，以为是不是血管破裂呢。但如果是老病人介绍，提前跟他说过，情况就会好些，他也就不会害怕。这次算我错了，错在没有提前跟他交代清楚，抡棒就敲，他对我的治疗不了解，所以就担心。我应该先告诉病人，要用棒敲，会痛。受得了就敲，受不了就别看。

我想以后越来越多的人，知道这种治疗方法，那情形就会好多了。可是我更担心，有的人若一知半解给人乱打一通，岂不是更危险？用棒只能打肌肉，不能打骨头，而且有的地方可以用力，有的地方不可以用力。但有什么办法可以避免呢？暂时想不出来，理解万岁吧！

重症监护室的护士

她 40 多岁，1 米 75 的个子，在女人里边算是高个子了，在医院里当护士，主要在重症监护室工作。

她说：我现在全身疼痛。多年前有一次搬弄老人后，身上开始有不舒服，在医院检查，找不到原因。生完孩子后就更不舒服了，不能弯腰，站得时间一长，腰软腿软，就想要倒下的感觉。在医院里做了各项检查，没有问题。医生也众说纷纭，一直治疗，一直没有效果，反而越来越重。有人告诉我，让我来找朱医生。

让她弯腰，一点都不敢弯。

请她趴在床上，按压胸椎，全错位。

腰椎复位，也是全错位。

再坐起来做颈椎旋转复位，也是左右连串复位声。

我对她说：您现在起来试试看。

她起身，活动身体，很惊奇地说：我好了。

我说：趴下，再给您敲敲吧。

在她的背、腰、腿上敲了一分钟。目的是放松肌肉，让已复位的关节巩固一下。

她：现在更舒服了！朱医生，我多少年没有这种感觉了，真是太感谢您了。我到底得的是什么病呢？为什么在医院却没有治好呢？

我告诉她：你是由于搬弄病人太辛苦，导致身上错位了。生完孩子后，抱孩子又加剧了病情。你全身疼痛，就代表全身都错位了。但医院里的医生没有“错位”、“筋缩”这种概念，治疗不对症，所以于事无补。唯有全身复位以后，你的不舒服才能全部消失！

加拿大来的女士

今天上午我接了一个电话，是位女士打来的，说她是加拿大人，目前正在香港，想预约一下看病，问我方不方便，想现在过来。我应允了她。

下午她就过来了，她今年 51 岁，看上去很瘦，整个人看上去就僵紧。她说她的颈、肩、背很不舒服，晚上更厉害，不能平躺。

我问她是什么工作，她说她的工作常跟冰接触，虽然没有详细说明是什么工作，但要经常接触到冰，可想而知寒凉不可避免地要入侵身体，再看她的样子，我猜她的背有些强直。请她趴在床上，用拳头敲在她背上，发出“崩崩”的声音，好像是敲在水泥板上一样的声音，颈椎也僵硬，这样的病怎么看呀？真是太麻烦！我跟她说：“对不起，您的病我看不了。”她一听就急了，就恳求我说：“您无论如何要帮一下我，我从加拿大那么远的地方飞过来，就是要请您看病的，一定要帮下我。”

看着她焦急的神情，我也不忍心，只能答应她试试看，但不一定有效果。

先请她去拉筋，全身僵硬，背部强直，这么难啃的骨头，咋办呢？我在心里开始考虑。

20分钟以后，她进来了，请她趴在床上，我挑了一支较大较沉的大棒，棒的头部包得很大很厚，现在称之为重棒。抡起来从胸椎开始一直到腰骶关节，一棒挨着一棒敲下去，重下轻落，敲了几遍后，给她按压胸椎，在胸3处，有“咔嚓”一声，太好了！本来她的关节是粘在一起的，在棒的震动下，才松开一点。请她起来，再给她做颈椎旋转，向右侧没有声音，向左一连串的响，再看她的脸上已经有了红润，左边的眼睑刚来时有下垂，而现在眼里也有了光彩了。

她显得异常兴奋，对我说：朱医生，看来我来对了，您不会拒绝我再来吧？

我跟她说：您的病要想有大的进展不太可能。

但显然她对现在的治疗效果已经是相当满意了。要想有更大的进步，必须连续数次治疗，循序渐进，巩固疗效，从而达到治愈的目的。

地铁修理工

他身材高大，但走进诊所的样子跟正常的人不一样，步幅很小，两条腿分不开，紧挨一起，步伐又小又密，两个髋关节好像是挤在一起的感觉。他今年51岁，是地铁的修理工，每天的工作就是地铁到站后，趴在地下扭着身子检查列车那里会出现问题。

他说：在医院里检查的结果是髋关节退化。做物理治疗已经有相当长的时间了，但没有任何起色，朋友介绍让我来找您。

我说：我不一定能帮到您。

他说：您一定要帮我看看，我在家里自己拉筋已经3个月了，但效果也不是很好。

他既然如此坚持，那就给他试试看，还是要请他先去拉筋。他的筋很紧，上举的腿伸不直，下垂的腿向上翘，离地7寸。

卧位拉筋20分钟好不容易坚持了下来，又给他做横拉，更紧，两条腿好似分不开，只能到30度，慢慢向前一点一点推，每条腿两分钟后，请他下地走走看，他说似乎好了一点了。

再让他趴着，我用棒从他的背敲击到腰部，再敲击臀、腿、腘窝，两分钟后再下来走，人显得精神了一些，步子也大了一些。这是筋肉又松了一点。

请他面朝上平躺，一边横拉，一边打大腿前面，再走路，他说又好了一些。

我已经全身是汗了，说：今天就到这里，你回去后除了卧位拉筋，再加上一个横拉，就不要再来我这花钱了。

他说：朱医生，我还是希望来这里，您帮我看看好吗？我已经花了那么多钱，却一点效果都没有，而现在就比刚来时好多了，您一定要帮我！

我也只好答应他。看他的样子，我怀疑他是股骨头坏死。问他，他却不多言，只是嗯一声，大概是怕我不给他治疗了吧。

太极拳爱好者的背痛

刘先生今年56岁，他平日里总打太极拳，他来看病主要是因为背的中间部位有一个点痛，已经5年了。我检查他的背跟腰都是僵硬的，不像是有错位的可能。

我请他趴在床上，挑了一支最近做的重棒，头又大又沉又软，敲他的背，发出来的声音很沉，给他敲了八九下，请他起来试试看。他表示感觉上好了一点了，但是还是有点不舒服。接着又给他敲了十几下，再请他下来试试，他说："松了。"请他睡在床上试试，他说感觉也松了。可是他很不解，于是便问我："为什么我每天都打太极拳，腰背还会僵硬，背还会痛呢？"

我说："你的病跟打不打太极拳没有什么太大关系，这是你身体本身起了变化，你的背是僵硬的，可能压迫到了某一点，我用重棒给你敲击，主要是要把你整个背部的肌肉敲松，气血得以流通顺畅，这样那个痛点就消失了。"

他问要不要再来，我说不要了，他应该一次就好了。

瑜伽爱好者的膝痛

比利时的先生，今年 53 岁，太太陪他来香港找我。他说他左膝盖的内侧有一痛点，已经痛了一年多了，自己是瑜伽的爱好者，已经练了好几年了，动作都很到位，可是却解决不了这个痛。

我听完告诉他：您的病是要用棒敲的，你们对中国的东西不太明白，我要先跟你们讲清楚，如果需要我治疗，我要用棒敲击您的膝盖，会很痛的。

他太太说：我们同意您敲，用力地敲，看看我们比利时人怕不怕痛。

我挑了一支又短又硬的棒，用"击"法击他的膝盖内侧几下子，然后请他趴下，再击腘窝，大约两分钟后，请他起身试试。他蹲下起来，然后又坐在椅子上，再把膝盖往外翻，然后显得异常兴奋地说道：“好多了，好多了。”

接着，我继续敲击他膝盖的内侧和腘窝，让他再起来试试。让他再起来试时，他已经有些不可思议了，说道：“完全好了！想不到打人居然也可以治病！我的右手腕也痛，能帮我做下治疗吗？”

我用腕关节拔伸抖震复位方法，听到了复位声，他说“好了，我全好了，看了很多医生，从来没有像你这样的看法，谢谢您！”

她真的是S弯，长短腿吗？

妈妈陪着女儿来的，女儿叫秀萍，今年21岁，长得很高，我问她女儿有什么不舒服？妈妈说，她的胸椎是S弯，她有长短腿，她有平底脚。

我又重复问了一遍：她有什么不舒服？

妈妈说：我们就是来看看有没有办法把她的S弯治好。

我说：如果她是S弯，我没办法治；如果她是长短脚，我也没办法治；如果她是平脚底，我也没办法治！

妈妈：他们都说你很本事的，怎么什么都不能治？

我说：不是的，您说的东西我还没检查，我真的不知道，如果查出来真是您说的那样，我还真治不了。

我请她趴在了床上，用手从她的脊柱由上到下的捋下去，感觉她的S弯很轻，盆骨也没有歪曲，再将她的两脚合并，量脚跟到盆骨的上方，两腿也是一样长的，并没有所说的长短腿，再看脚底，弯那么深，也并不是平底脚。

我问：您看了些什么医生呀？

妈妈：我们看了好多医生，有的说S弯严重，有的说长短腿，有的说平底脚。

我问：她究竟是哪里不舒服？

妈妈：她很不舒服，全身都不舒服。

我告诉她：女儿有些寒背，她的个子高，做功课时，没有坐直，弓着腰。

帮她做胸椎复位手法，全部错位，帮她做腰椎复位手法，又是错位。然后从背到腰，用轻力敲击，敲完后，她说很舒服了。只是颈椎还有些难受。

又给她做颈椎复位手法，“啪啦啦”一连串的复位声后，我问她现在的感觉怎么样。她说感觉好许多了，只是肩部还有点紧。我用短棒在她肩上轻轻敲，只十几下，肩上就出现了好多瘀血块。

请她再试试，她说身上已经没有什么舒服了。我告诉她：你只是错位，你说的那3种毛病都没有！回去无论写字还是用电脑，都把桌子抬高，挺直腰板，注意坐姿，才能少出问题。

用土方法对付洋学生

阿坚26岁，从国外留学回来，在一间很大的公司里做推销员，工作很努力，但现在已经停职两个月了。他告诉我，坐马桶上大便后，起来两腿都麻，坐电脑跟前10分钟，两腿也麻得不得了。几个月前，是左大腿坐下发麻，后来发展到小腿，再后来就到了脚跟了。

现在右腿也开始麻了，先是大腿、然后小腿，现在脚趾也开始麻了。他拿出片子，腰 4、5 节有椎间盘突出，已经做了内窥镜手术。

他坦言做了手术后，症状一点都没有减轻，反而越来越重，让他弯腰试试，一点都弯不下，人直挺挺的，看他的样子，筋缩的已经相当严重了。

我让他先去拉筋，他问“什么是拉筋？”显然对这样的治疗方法感到十分迷茫，因为没有人告诉他筋缩。

躺在拉筋凳上，他上举的腿伸不直，呈 90 度，下垂的腿要垫 5 厘米的垫子，才拉了两分钟就叫疼了：“我的腿也麻，我的背也疼，我的腰也疼！”我火了，出去告诉他：“你知不知道你是筋缩得很厉害呀？如果你受不了，请你回去吧，我不看了！”

他的爸爸妈妈一再地对我说小孩子长期在国外，不了解中医，但我们大人却很相信中医，并说服儿子继续拉筋。

20 分钟后起来，我问他感觉好一点了没有，他说感觉不到变化，再给他做横拉、背拉，拉完之后他说还是感觉不到什么变化。

他虽然是寒背，但给他做胸椎复位，第 5、4、3 节有做到，让他弯腰，可以弯一点了，离地 13 寸。

我告诉他：你的腰背这么僵硬，别说我打你呀，你是国外读书回来的洋学生，我要用土方法帮你治病，你就忍受一点吧。

我用重棒从他的背，顺着向下，一直到腰的八髎，再敲腿，起来弯腰离地 9 寸。我问他能否继续忍受？他说能！再敲了一遍，离地只有 6 寸了。

他很惊奇，平时从不能弯，现在能弯到这种程度。

他的背是寒背，腰又僵硬，身上的筋又紧，我建议他回家继续拉筋，每天要坚持拉 2 ~ 3 次，并且要由家人帮助做横拉和背拉，之后再看看效果。

虽然他的病症已经有了一些效果，但他对我的治疗方法不甚了解，如果能坚持拉筋，一定会恢复更快些，如果不能，那谁也救不了他。

横拉：患者平躺床上，自然放松，医者或者家人站在床边，将他的一条腿向外展，慢慢拉到 90 度，保持 2 分钟，往回拉的时候，要抓住患者的脚，帮他慢慢拉回，然后再换另一条腿。此法可以拉大腿内侧和外侧的筋。

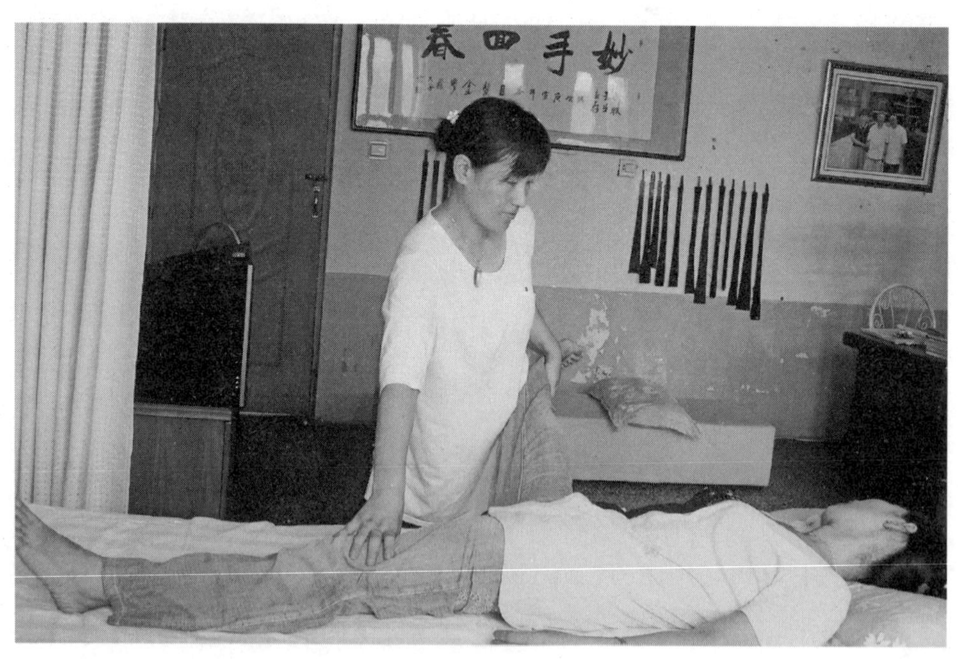

图 2-1　横拉

背拉：患者平卧床上，自然放松，医者或者家人站在床边，扳起右边的腿，拉向他的左后方，患者头同时向右边歪，保持这个姿势 2 分钟，然后再换另一条腿。此法对松解腰背的僵硬效果很好。

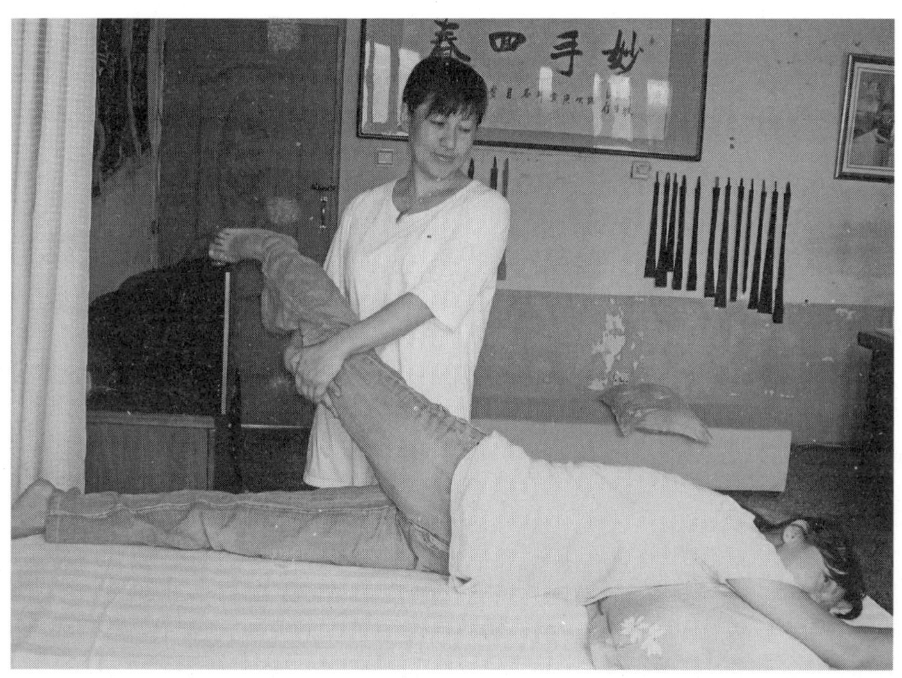

图 2-2　背拉

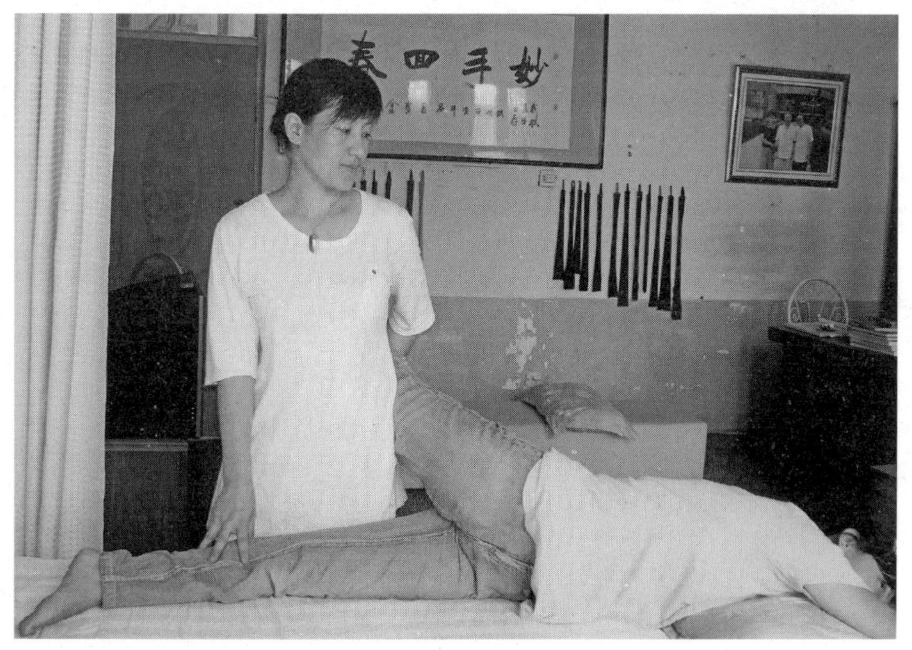

图 2-3　背拉

脖子突然不能动了

吕小姐，26 岁，大通银行的职员。

“昨天晚上还好好的，今天早晨起来也没有什么事情，到了银行刚坐下来不久，突然脖子就不能动了，很痛，左边的脖子僵硬，左边的肩膀也是僵硬的，一点都动不了了”。没法再继续工作，同事告诉她：“就在这个附近有个中医，叫朱增祥，这个人的医术很好，你不如马上就去找他。”

没有预约，两点钟我刚到诊所，她就来了。一开门，见她很痛苦的样子。填了登记表之后，看她实在僵硬，也没有让她弯腰手触地，轻轻地摸着她的头一看，颈椎真的是非常僵硬、很紧。

“你在银行是不是老对着空调”？

“是”！

“那你就到床上趴着吧。”

她趴床都很困难。慢慢地爬上床，趴下来也很困难。

“你趴好了，听我讲，我按你背的时候，你把气吐出来，慢慢的吐，吸气的时候，就随意的吸，但不要做深吸气。”

她随我的指示进行呼吸的配合，给她做胸椎按压，从第 8 到第 2 节都错位。“还是趴着，头转向右边。”我站到她的左边，托起她的右腿，做腰椎的推扳手法，“有声音”。再站到右面，推扳手法，又有声音。

“现在你可以下来了，轻松没有”？

“没有什么感觉，脖子还是很硬，还是动不了”。

做颈椎旋转手法，“卡啦啦”一连串的声音，两边都有。

“现在呢”？

“还是疼”！

“那我只能敲你了，你肩膀的血管不通，肌肉就僵硬了，是用电脑、吹冷气两种因素一起造成的，要把气血打通，你才能好。敲的时候比较痛，出瘀血的时候更痛，你要忍着，你要是忍不了我也就帮不了你”。

“我能忍”！

敲了十几下的时候，肩膀上瘀血点，一个一个紫颜色的，还有黑颜色的也冒出来了。疼得不得了，哭了。我太太拿了纸巾给她，她一边擦眼泪一边说：“哇，我没想到是这么痛的。”

“还能不能忍，左边是打好了，再打右边”。

“我右边没有事情”。

“这是对等的，一定要打”。

右边有同样多的瘀血点出来，“动动脖子看！”“哦，好多了，现在能动了，但是有一点，在大椎穴的地方，还是比较紧”。用棒敲背，敲了以后，她说：“这样敲的话，效果好像不怎么明显。”好，再趴到床上，再敲背，在床上敲背，震动力大，渗透力强，比坐着敲力量强。

“我好了，真的好了，但是，没有带够钱，需要去银行去取”。

“没关系，你去取好了”。

从银行回来对我说：“我真的是好了，还要来复诊吗？”

“你已经好了，还需要复什么诊呢？”

附注：左右肩都敲打以后，大椎位置还是发紧，再敲背部，敲背以后，一震动，筋肉全都松了，病人就舒服了。

不能弯腰的背

刘女士，深圳南方航空公司的西医，经领导王刚介绍过来。进门，走路正常。自述“走路多了、站久了，右腿就会很酸、紧、疼，髋关节也紧，腰也疼”。X线片显示第4、5节腰椎间盘突出。

我告诉她：我不看片子，你弯腰看看。

她：不能弯腰，一点都弯不下去，弯的话，背、腿全疼，一直就是这样直的。

我：“哦，知道了，你的这个是筋缩，去拉筋吧。”

拉筋的时候她嗷嗷叫，脚底下要垫上4寸厚的垫子，每条腿拉10分钟，拉筋的过程中逐渐将垫子减到3寸、2寸，再减就受不了了。两条腿拉好后，背和腰还是僵硬的，腰椎复位手法做不了，胸椎4、5两节有声音，没什么帮助，还是弯不了腰。接着背拉、横拉各两分钟，还是不能弯。

用棒敲右边的背、腰、腿，“好像好了一点点”。再用棒将背、腰、髋关节、腿，又敲了一遍，“弯弯腰看看”，还是下不去。请他平躺在床上，用双手将她的右腿托住，向上举起来，由45度举至80度。“受不了了，实在受不了了”她喊道。

我对她说：“你筋缩得非常厉害，不这样举腿的话，一点办法都没有。”两分钟下来，弯腰比刚才好一些。“你的症状其实并不是椎间盘突出引起的，而是由严重的筋缩引起的”。

她：我从小就不能弯腰，这么多年了。

我：你这次是找我来看病的，我就一定要把你的腿拉松，因为你说的是西医，我们的理论不一样，即使你开了刀，对你的帮助也不大，也好不了。

做了思想工作之后，又一次的敲了背和腿，帮她做第二次直腿抬高，这一次高过了 90 度，坚持了两分钟，腰能够弯到 90 度了！

我：像你这么严重的筋缩，将来想腿不麻、不软、不酸、不疼，就必须拉筋。假如你肯每天坚持拉筋的话，我相信你这条腿会好的，不需要打针，也不需要吃药。不拉的话，好不了。

她：下次我什么时候来呢？

我：我已经把病情告诉你了，下次用不着再来，只要每天坚持拉筋，一定会好。

直腿抬高：平躺在床上，双腿并拢，用双手托住一条腿向上举起来，找人帮忙压住另外一条腿，不让他离开床面。卧位拉筋只能让上面那条腿保持在 90°，而直腿抬高的方法能够拉的程度更大，可以超过 90 度。

吹冷气的律师

52 岁的吕律师，身体很壮实。填了表，走进诊室。

“我是一位当法官的朋友介绍来找您的，我的颈、肩、背很疼，看了西医骨科，也看了物理治疗，中医的推拿和针灸也都看了，但是疼痛还是没有好。昨天，跟这位当法官的朋友吃饭，他建议我来找您，他的肩膀痛也是你治好的”。

我请他坐下，弯个腰我看看。

双手离地 7 寸。看起来他的身体很好，原来是那么紧的，“先去拉筋吧。”每条腿拉 10 分钟，拉完之后，进行胸椎按压法，背、胸椎很硬，做不了手法，腰椎也做不了手法。我就有点儿纳闷，看起来这么健康的人，怎么没有一种手法能够做得到的呢？

“你平时没有运动吗”？

“我平时工作很忙，也偶尔会去打高尔夫球，别的就没有了”。

“游泳呢”？

“我没有时间游泳，年轻的时候练过举重”。

“哦，我来帮你看看颈椎吧”。依然是那么硬的，做不了手法。我心想：“这可怎么办呢？……”

我：你介不介意我用棒敲你？

他：来的时候，那位法官跟我讲了，您要敲的，而且敲起来很疼的，我是有思想准备的。

那好，拿短棒敲肩。他很坚强，敲了十几下之后，肩膀上已经有瘀痧浮出来，再敲另外一边十几下，又有瘀痧浮出来。

“现在你看看”。

“好多了”！

“你还能忍受吗”？

“没事，你敲吧”。

又敲了十几下。

“现在你再动动看”。

“好啦，没事啦”！

“你真的没事了”？！

“真的好了，现在很轻松了。原来这个病您治疗的这么快啊，我没想过这么快会医好的，我的律师朋友没有说假话，真是好，什么时候再来看呢”？

“不用再来了，现在的瘀血都通了，应该是没有什么大问题了，如果再吹一段时间的冷气，可能又会堵塞，到脖子疼的时候，你再来吧，平时希望你做一点拉筋，在家里自己拉”。

“就是刚才的拉筋？这有什么作用”？

“筋拉松了，你的腰背都会松一点，对肩膀也有帮助的”。

“那好，我就买一个拉筋凳带回去吧”。

“暂时没货，等到有货的时候，我通知你吧”。

吕先生很高兴地往外走，边走边说：“您一定要打电话告诉我哦！”

“可以”。

吕先生长期吹冷气，又不怎么运动，导致身体很僵硬，最终颈、肩、背痛，没有做到身体复位的前提下，光用棒敲就解决了疼痛。我认为，小小的一只短棒，看起来不起眼，但是这根短棒往往能帮到那些颈肩僵硬、疼痛的人一个大忙。只要你每天拿棒在肩上敲个二、三十下，肩膀就会松很多，不需要看医生，自己都能帮自己。

肌无力患者的哈哈大笑

陈女士，41 岁，胖胖的身材，颈椎、肩疼，腰背胀疼，肚腹冰冷，已经很多年了，左侧半身的肌肉萎缩，左侧手、大腿、小腿都比右侧小。这样的病人，我接触过，但效果不太理想，我到底给她治不治呢，能给她治到什么程度，能带给她多大的帮助呢？……

我先告诉她：你这个毛病是要打的，而且不是一个地方，要打很多地方，你能受得了吗？

她：受得了，痛我不怕，从小就跟父亲走南闯北的，什么苦都吃过。

她胸椎和腰椎都是僵硬的，手法做不了，颈椎也是僵硬的，四肢全是冰冷的。这样的病能医好吗？能有帮助吗？我能帮到她吗？也不知道需要多长时间才能看到效果。境地至此，抡棒开打。先用长棒、硬棒击背、肩；再用软棒敲脚、小腿、大腿、手背、手腕、小臂、大臂。一路打下来，病人却在哈哈大笑。多么奇怪的病人！换作别人早就痛得号啕大哭了。“我越是疼越会笑”，她眼里带着泪水，笑声响亮，自始至终不停地笑，边笑边流泪。打完之后，腰松了，背也松了，但手臂和肩膀还是僵硬的，那么就用最有穿透力的击法，击打肩膀，依然是哈哈大笑，紫黑紫黑的鼓包出来之后，开始打大臂，再打小臂和手背、手掌。打完，全身青一块，紫一块的。

“很痛快，很轻松，但非常痛，真的非常痛，下次什么时候来”？

“不要来了”。

“为什么”？

“打得这么辛苦，你能有多大的效果，回去体会体会吧”。

临走，买了几本我的书，带回去了。

过了18天，打电话说要过来，一推门，笑容满面，人精神了，脸色也红润了，告诉我：“这几天真的是舒服多了，手脚没有那么冰，力量也大了，你看我”，说着示意我看她手臂、大腿、颈椎的后侧，有小疙瘩，一个一个的连成一片。“看，这就是你打出来的！上次你打完，回家就出这种小疙瘩，觉得清爽了，今天又来请你打了”。

请她趴到床上，侄儿朱宏和我轮流敲，大概 15 分钟后，她手心和脚心里面有很多的冷汗出来，头顶、脸也在冒汗。这是我第二次遇到左侧肌无力的患者，第一个没有治好，但是这一次真的有效果了，就是用棒敲，想不到有这么好的效果。“我什么时候再来看呢？”“不要那么着急，回去休息休息，看看效果，再决定来不来”。

棒，真的能治很多毛病。但对于普通人特别是老人来说，平时敲敲打打，就能够起到运气活血、增强体质、减轻疼痛的作用。

颈椎退化的女喇嘛

一位 51 岁，经朋友介绍从加拿大过来的女喇嘛。西医诊断的结果是颈椎钙化。即颈椎退化，建议她做牵引，物理治疗，但是做了以后也没有见到什么明显效果。

我对她说：“我尊重西医的诊断，但不认同，也不看片子，你现在告诉我，你自己的感觉是什么？”

她：颈椎很硬，肩膀也很硬，背也很痛，有几个月的时间了，针灸也试过，效果不大。

弯腰，手能触到地面，做胸椎复位，第 5、4 两节有声音，做颈椎旋转手法，也有声音。

她：颈椎好了一点，但肩膀和背还是很硬，有点儿牵拉的疼。

我：治疗这种肩膀硬是一定要敲的，很痛的，如果有瘀血块出来的话更痛，极痛的，你能忍受吗？

她：没问题。

用小棒敲肩膀还不到 10 下，就开始嗷嗷直叫了，右面的肩膀已经有紫色的瘀血块出来。再敲左面，也叫痛，同样有瘀血块出来了。“抬头，转动好多了，但是没有完全好”。接着又在左右两侧敲了十几下，这个女喇嘛不由自主地哭了起来，“好疼，但真的好多了！”

这种疼痛不是颈椎的退化，而是肌肉的僵硬引起的，敲松以后就没事了。平时，用棒多敲一敲肩膀，会对颈椎的不适有所帮助。

救生员的手，不能动了

26 岁的沙滩救生员，男孩。两个月前，沙滩跑步时突然跌倒，右手腕触到地上，不红、不肿，只是疼。西医骨科拍了 X 线片，显示没有问题，骨头是正常的，开了消炎药和止疼药。每天都吃止疼药，尽量避免活动，两个月后，没有好转，腕关节已经僵硬，不能动了，轻微一动就疼。孩子妈妈是西医，不怎么认同中医，开始并不让孩子去看中医的跌打科，怕延误了病情。从书店买到《筋长一寸　寿延十年》这本书，觉得朱医生看病有根有据的，港督夫人都找他看，应该不会差，就带着孩子过来了。

腕关节僵硬，上、下、左、右 4 个方向都不能动。先让侄儿朱宏将腕关节摇开，摇的时候很疼，受不了。你往上提腕他就跟着站起来往上，你往下他就跟着蹲下去往下，没有办法摇松。于是，就用棒敲小臂，重点敲内侧、腕关节，甚至于手背，目的是将僵硬的腕关节敲松一点。敲得他疼得全身冒汗，手心也全部是汗，握住他的手去复位，都用不上力量，会滑下来。于是，给他手心手背各放了一张纸巾，进行“拔抖”，“咔吧”一响，关节有声音了，应该是好了。他抬起手来活动，真的好了，可以向上活动了，也可以向下弯了，轻松了。

这个病，就是要敲，先将僵硬的腕关节敲松（但乱敲是起不到作用的），之后再做复位。之所以僵硬，是因为整整两个月没有活动，如果当时摔完就复位的话，不用敲打，一复位就好了。如果拖得更久一点再来看，腕关节僵死了，会吃更多敲打之苦，效果也不好说。

泪流满面的美容师

一位49岁的美容师，工作了30多年。近两年，肩膀开始酸痛，每天晚上疼得不能入睡。近来，右手也开始麻痹。四处求医，已经做了半年的物理治疗，治疗师告诉他，他的肩颈很硬，有点萎缩，只要坚持治疗，病会慢慢地好起来，不能太着急。现在他痛不欲生，实在受不了了。一次在图书馆翻阅医书，看到了我的书，后来又上网查到了我的资料，便打来电话想见一见。

我问：你是什么病，看你很精神，不知是哪里不舒服？

他：我的颈肩疼已经两年了，看了很多中西医，就是不见好转。最近做了半年的物理治疗，还是一样。

我：半年没有进步为什么没有找其他的医生？

他：不知道该去找谁。有医生看至少有精神上的安慰。我也想换医生，但是很难找到合适的医生啊。

我：求医几次，心里该有个数吧，若无进展，就不必再去。治而不愈，等于自己骗自己，与人与事都无益，好的医生也不可能拖住你一个人不放。半年时间是不短的，为什么你不找别的医生看看，就是物理治疗师香港港九也有很多，你为什么就不去找找其他的物理治疗师呢？

他：今天不是找你来了吗？

我：有言在先，我对你的病不可能看一次就好了，如果两三次都不好，没有一点效果的话，就请你不要再找我，另请高明吧，不必再浪费时间和金钱。我若无能，也不可能帮你看太多次，这是我的原则。

请他先弯个腰，双手点地。哦，他的筋很松，两个手可以点到地上。请他先到外面大厅中等一下，让我看完了床上的病人再帮他治。

一会儿看完了那个病人请他进来。俯卧在床上，按胸椎8到3节全有声，再让他坐下，做颈椎手法，全有声。好，我让他转脖子，举手，感觉一下如何？

他：是好些，但肩与手臂还是痛。

我告诉他：我现在要敲你的右肩膀，因为你工作时冷气吹在右肩，所以右肩僵硬，气血运行不顺，不通则痛，因而必须把你肩部阻滞的气血敲通，把瘀血逼出表皮，方能疏通气血，疼痛就能解除了，这也就是通则不痛。现在，我要敲了，你先想清楚，因为，瘀血出来的时候是非常疼的，你能接受吗？

他：痛了那么长时间，只要朱医生能够救我，帮到我，我一定能顶得住。

出手无情，我在他的肩上点打不到10下，病人开始哭了，泪流满面。我太太立即拿了纸巾给他。“朱医生你不用管我哭，我已知道肩臂好很多了，我希望你再治下去，我是信你的，我能忍受，手臂上面也请你帮我敲打几下”。“我好了，你开始打几下时，我已经感到松了很多，哭也是忍不住”。说完，他就大哭起来。“为什么我要受这么多的苦啊！为什么我现在才找到你啊！为什么我这么久才找到你啊”！

我：医患之间是缘分，有缘比无缘好，迟见比不见好，我也想早见，多见，能医多些病人，但好事是做不完的，我只是一个半条命的老人，我也想活久一点，留着这条命，可以帮多一点需要帮助的人，一切随缘吧。

楼梯滑倒后的全身痛

刘女士，37 岁，拄着拐杖走进诊室，丈夫在边上搀扶着。

我问她：“你这是什么问题呢，怎么走路这么不自在啊？”

她：就是想来找你看一看，我两个月以前从楼梯上往下走，下到最后一节的时候，脚一滑，踩空了，人就跌倒了。到医院去检查，拍了 CT 片子，说完全正常，没有什么问题，也就没有治疗。但是我很疼，我的全身都疼，跟医生也说了，就开了一点消炎和止痛药给我，这样吃了一个月不见好。再去看医生，建议我去做物理治疗。物理治疗了 20 天，还是疼，还得用拐杖，无法平衡的走路。就又去看了跌打、针灸科医生，看了几次都没有用。昨天我老公的同事拿了一本《筋长一寸　寿延十年》这本书给我老公看，老公看了之后立马约了今天和您见面。

我：哦，原来你是踩空了一节楼梯，跌下来的，那些医生跟你说是什么毛病呢？

她：都没有说出是什么毛病，针灸科医生没有说，跌打科医生就给敷了药，也没有告诉我是什么毛病。

我心里就明白了，就是踩空那一节楼梯时，脚一歪，身体随之一晃，发生了扭动，就造成了腰椎和胸椎的错位。“好吧，你趴到床上吧”。做腰椎推扳手法，两边都有声，按胸椎从第 8 到第 3 节全有声。“现在，下地走走看”。病人伸手去拿拐杖，“不要拿拐杖，你就这样走好了”。“那行吗”？“行，我就站在你的边上”。来回走了几步，说：“脚好像不疼了，脚踝也不疼不胀了。”“那好吧，你再上来，我帮你敲一敲”。主要是让她的腰背肌肉再放松一点，有利于复位的巩固。

“你坐好，我帮你颈椎做个治疗”。又是一连串的错位。做完以后，病人问什么时候再来呢？答：“不用”。

又问：“那我需要去扎针灸吗？”

“不用”。

“好了吗？这么快？！”

“是啊”

感叹：“太不可思议了！”

其实，这是很简单的问题，就是没有医生从病人滑下来跌倒的过程中思考一下。如果他们想一想就会明白她的颈、胸、腰椎全部错位了，复位以后就好了。病人非常高兴，买了我的书，《错缩谈》、《群言堂》、《怪医治怪病》。老公说回家一定要好好看看。刚走没有多久，又按门铃回来了，问：“我的踝关节还是有一点肿，要紧吗？”，答：“因为以前是全错位，所以踝关节的肿好不了，现在复位了，过几天踝关节的肿胀自然会消的，用不着敷药，也不用吃药。”

马先生的背不驼了

马先生是中国无人驾驶飞机的创始人。他有寒背，更接近于驼背已经很久了，晚上不能平睡，背痛，脖子也不舒服。

我让他弯腰我看看。

他："不能弯腰"。

那说明筋缩得很厉害。拉筋，拉完筋之后，胸椎和腰椎都是僵硬的，复位手法做不了。用棒从背到腰进行敲击，站起来后，觉得腰背发烫，活血了，人也舒服了。问："我还要来吗？""只要回去拉筋、敲打应该有帮助的"。马先生回家坚持拉筋、棒敲，大概有半个月的时间，请我和查大夫到宁波去，第一眼看见他，我傻眼了，"他的背直了！"连一点寒背都没有了，很挺拔，非常精神。他告诉我，"每天拉筋，每天叫太太帮他敲打一阵，敲了以后特别舒服，人精神也好。现在，背敲好了，肩也松了，晚上睡觉特别好"。

奇迹，简直太不可思议了！

我还没有遇到过这么严重的病人，可以仅通过拉筋和棒敲解决问题，虽然他的背还是硬的，但是他的背直了，他的人也是挺拔了，从这一点来说，拉筋如果跟棒敲结合在一起的话，对人类的帮助会相当大！

学生问：那驼背的小孩也可以用这个方法来调整吗？

我答：孩子驼背是平时的不良习惯，如学习、玩电脑、打电玩等等长期的不正确的身体姿势造成的，要矫正驼背，还需从根本上纠正不正确的姿势，才能达到持久的效果。棒可以作为辅助手段，敲松孩子背部僵硬的肌肉，有助于他们将腰背挺拔起来。但小孩儿的骨头脆嫩，不能用重击法，只适合轻轻地敲。

全身不适的空姐

陈女士的妹妹，三十几岁，空姐，全身不舒服，也讲不清是哪里不舒服，从头到颈椎、肩膀、背、腰、腿，没有一个地方是舒服的。平时工作，经常需要踮着脚，举起手拿很重的东西，每天都需要将大量的食物从高高的仓储箱取出来，弯腰放到推车，最后再一份份的发到旅客的手中，工作量很大，非常辛苦。

胸椎 10 到 2 错位，腰椎、颈椎也全错位，复位后说“舒服很多，松了很多，但手还是没有力量，右手的小指有些麻。”于是就拿棒用点击法敲右肩，十几下后，肩膀已经有黑的、一个一个的鼓包出来，右小指麻痹可能左小指也有这种隐形症状存在。再接着打左侧也有，接着敲右大臂、小臂。之后，腕关节复位有声音，再打手心、手背。

我问她：“现在感觉怎么样？”

她：完全好了！没有想到，这么容易就被治好了，其实，我在航空公司经常去做物理治疗，效果不是没有，只不过不是很明显，一会儿又回去了，从来没有这么舒服过！

别看小小的一只棒，也不一定用很大的力量去敲击，对一般的人，想让身体舒服点儿，活活血，只要轻轻地将全身打过一遍就会很舒服。如果是肩不舒服的话，稍微用些力量去敲，时间也不用太长，就会有用，这个可以拿来当做自我保健。

痛则不通

洪先生，今年 56 岁，是消防局培训消防员的一名教官，已经退休。肌肉结实，身体强壮，一看就是经常锻炼身体的人。现在，仍然坚持每天跑步，同时是篮球队的裁判员，经常参加篮球比赛的裁判工作。

他告诉我："我是一个外强中干的人。你看我的外表那么健康，但是我有很多的病。比如：我的右手肘骨头是鼓出来的，这只手有时候会突然感到酸痛。打过一场篮球比赛，我的两个膝盖就会觉得乏力，没有劲儿，会痛，有的时候膝盖也会肿、胀，已经看过很多医生，都讲不清楚。我的肩颈又很硬，人家看我很舒服，其实我的身上很不舒服，这次朋友介绍我来找你，就过来试试看，不知道您有什么方法帮我诊断和治疗。"

我说："外表看你很结实，应该是没有什么大病，但是根据你自己介绍的情况看，你应该是身体气血的运行不正常。"

他疑惑道："是血流得不正常？"

我解释说："中医的气血运行和西医的血流还不一样，有'通则不痛，痛则不通'这个理论。这就是说，你经过运动以后，哪个地方会酸痛乏力，就说明这个一定有阻滞，必须要把这个地方敲松，阻滞消除，气行血行，气血得以正常流通了，你就会好。"

开始治疗。先做一个颈椎旋转手法，确实还能够做到。"你觉得怎么样"？"还是那么紧"。"那我要开始用棒敲了"。敲了肩部，他的肌肉很厚、很结实，敲了二十几下没有反应，只有一点点红，没有瘀出来，“这样吧，换一只力大一点的棒，再敲”！十几下下来，开始喊痛，喊痛的同时瘀瘀开始出来了。敲另外一个肩膀，同样有瘀瘀出来。

“一场篮球比赛下来，两个膝盖很不舒服，简直不想走路”，“那要先敲腘窝，再敲膝盖的内外侧”。敲下去之后，确实有瘀出来，但是不多。

“打完球后，右手肘的内侧会酸胀”。再敲，也有瘀瘀出来，也不多。之后，他到客厅休息。

等我看完几个病人后，他走过来对我说：“我还是觉得左膝盖内侧不舒服。”我就叫学生阿水和朱宏一起敲。朱宏找了一只圆棒来敲膝盖。他们两个人年轻，力大，一敲下去他就“哎哟哎哟”的叫疼，等到敲完以后，看到左边膝盖的内侧全是瘀瘀。

我：这下感觉怎么样？

他：他们年轻人的力量比老师的还要大。

我：对呀，你先回去看看吧，看看怎么样。

他：好，今天晚上有比赛，我看看一场比赛下来会怎么样。

我：祝你好运！

做完治疗才知道病因的男子

走进来一个40多岁，高高胖胖的男人，左手托着右手肘，一点都不敢动，我看到他这个样子，第一个反应就是锁骨骨折，第二是肩关节错位或者脱位。他说，他昨天去游泳，今天抱了小孩，小孩才30磅，但抱完小孩右手就抬不起来了，只能是现在这个样子，右胳膊一点都不敢动，一动就疼得厉害。

他："我也不知道你怎么治病，我是瞎撞撞上来的，不过印象当中好像有朱增祥这个名字。"

通过检查，我估计的这两个原因都不是，感觉他的肌肉应该有问题，我用棒敲他，他喊"疼啊疼啊！"我对他说："你是来干什么的？怕疼你就走吧。"

他说："好吧，您慢慢来，慢慢来。"

我用棒在他的肩俞、肩髃、肩髎上敲打一会儿，然后再托着他的手，慢慢一边往上举，一边用棒敲，可以举到头上了，放下来，再让他自己上举试试看，可以上举了，但还有点痛，让他到外面叫我太太教他做直臂旋转 30 下，一开始转，他感觉很痛，"哎哟哎哟"叫，我太太说疼也要转，他说我慢慢来，转到 20 下的时候，没有那么疼了，胳膊也灵活了。做完后，胳膊又轻松了很多，可以自由活动了。又给他在肩上拔了 8 分钟的火罐。拔罐后的颜色是黑色的，风寒特别重。

我问他："你是不是很怕热？"

他说："是的，我很怕热的，最喜欢吹冷气，而且晚上也要吹着冷气睡觉。"

我又问："晚上睡觉你是不是不穿衣服的？"

他说："是啊，我晚上睡觉从不穿衣服的。"

我告诉他："你的问题不是因为游泳，也不是因为抱小孩，而是因为你吹着冷气睡觉，风寒入侵体内而造成的。"

他："那我明天要不要再来？要注意什么？"

我："你今晚回去睡觉，打着客厅的冷气，开着卧室房门就行，卧室的冷气不要打开，过两天看看，没事了就不必再来。还有痛，就再来敲敲就行。”

做医生其实真不是一件容易的事，他告诉我的致病原因全不对，最后看完了还要我告诉他得病的原因。唉，人们对冷气病的认识真是太少了！希望借此引起更多的人注意吧！

直臂旋转法：找一面墙，侧身而立，身体与墙平行，与墙保持20厘米左右的距离，内侧贴着墙的胳膊，尽量做360度的旋转，向前20个左右，向后20个左右，可以松解肩关节，也可放松肩背的肌肉。

头不能动的音乐家

一位32岁的女琵琶音乐家，颈椎、肩膀、背都是僵硬的，不能动。说话的时候，头也不能转动，“颈椎很疼很疼，疼得要命！实在是没有办法了。”

弯腰，手离地面8寸。拉筋后，腰椎复位没有声音。寒背，胸椎做手法反而有声音，在第5节至第3节。做完之后颈椎还是疼，动不了，于是再做颈椎，左边有声音，右边没有声音。“好了一些，还是疼”。随后，用棒敲，从没有声音的右侧开始，右肩开始向外慢慢的出来一片痧，一个一个的小点，红红的，但没有黑色、紫色之类的瘀血块，再敲左侧，也是一片红。最后敲背，从大椎穴处向下，一直敲到肩胛骨位置，“感觉怎么样？”“能抬头了，也能转动了，很好”。因近几天演出，需要穿晚礼服，就没再深打了。

长期含胸弓背抱琵琶的坐姿，以及坐的位置可能会有冷气或风朝着她的颈、肩、背吹，造成了她的肌肉僵硬，这种情况下，虽然做了胸椎、颈椎复位手法，但效果不是很明显，还要用棒敲，让她僵硬的肌肉逐渐松弛下来，之后头就能抬，也能动了。

这个例子告诉我们，像这样由于长期的固定姿势以及吹冷气，造成的颈、肩、背僵硬的病人，虽然做了胸椎、颈椎都有声音，但僵硬的肌肉还是放松不了，最后一定要用棒去敲松。

沽源之行的三个病例

李新波

她是师父来沽源看病的第一个病人，50 多岁的女士，个子不高，脸上有着岁月的痕迹。7 月份的天，我们都穿着短袖衣衫，而她却穿着厚厚的绒裤。她说她的双腿无力、怕冷，来时还戴着护膝呢。

师父让她将绒裤脱下，只穿一条单裤，趴在床上，用棒在她腿上敲击，后侧、内侧、外侧、腘窝，打了大约 3 分钟的时间，挽起裤管，看到她的两条腿都红了，腘窝处有少许的瘀血块出现。然后再请她面朝上平躺，再敲她大腿前侧几下，请她起来，试试看什么感觉。

她：我现在感觉两条腿都是滚烫的，一点都不冷了，来时穿的绒裤，现在看来是不用穿了，呵呵。脸上洋溢着感激的笑容。

临行前，她对王姐说：如果不好，我再来找你，你给我打，可不能再收我钱啊。

王姐：可以，你不舒服就来，我帮你打，不收你钱。

我们在的那几天，她一直没有再来。师父告诉我们：她是由于不明原因，而导致了两条腿的血液循环不好，用棒敲击后，血管扩张，血液循环好了，也就不怕冷了。

◎**她的疑惑**

在沽源那几天王姐诊所的病人较多，再加上家里要办喜事，情形也比较乱，我们一边跟师父学做棒，一边看师父治病，王姐怕师父累着，只是将个别的病人带到师父面前。过来一位女士，也是50岁左右，特意从农村赶过来，她说她的大腿外侧疼痛，而且感觉像泼了凉水一样。

给她做腰椎复位手法，僵硬，做不了。请她趴在床上，师父用棒敲击她的腰、臀、腿、腘窝十几下，然后请她侧身躺着，敲击她大腿外侧，疼得她龇牙咧嘴，两分钟后，查看她的腿，在大腿外侧和腘窝处，有很多瘀血块出现，让她起来走走看。

她一边走一边在嘴里咕噜着："太简单了，能好吗？"

师父问她："那你现在感觉怎样？"

她：现在像好腿一样，不凉也不痛了，但打得皮肉疼。

师父：那你就在那儿歇会儿，再看看怎么样？！

我们继续做棒，这位大姐在一边坐一会儿，走一会儿，呆了大约有半个多小时。

师父又问她："你现在感觉怎么样啊？"

她：跟好腿一样了，但太简单了，能全好吗？

我们都忍不住笑了，也怪不得人家，以前看了那么久的病，就被师父用棒敲了这么一会儿，然后就感觉跟好腿一样，真的未免太简单了吧？！

师父：如果您觉得不好，可以找王永梅，也可以再找我，我这儿天都在这。

以后几天她没有再来过。

◎他马上可以下蹲了

老爷子今年 67 岁，中等个子，稍胖，是王姐的亲戚。他说他的膝盖疼痛，蹲不下，平时生活很不方便。他的女儿每天都给我们做饭吃，今天王姐特意让他从张家口赶过来请师父帮他看病。

他挽起裤管，两个膝盖看起来都有点变形，比正常的膝盖要大一些。师母看他的年龄有点大，怕他受不了挨打的疼，问他有无心脏病、高血压？

他很着急地说：我啥都行，就是两条腿不听使唤，上厕所蹲下起不来，真是很痛苦。

师：你怕不怕疼？

他：不怕，能好就行！

师：那我就打啦！

请他面朝上躺床上，师父挑了支硬棒，上手就打他的膝盖内侧和外侧，打得他嗷嗷叫：我不是日本鬼子，也不是汉奸……

大家都被他逗笑了，他的老婆安慰他：坚强、坚强点！

让他起来下蹲试试，能蹲低一点点。这一次让他趴在床上，师父用棒击他的大腿后侧、小腿、腘窝，特别是腘窝，多打了几下，换个姿势，再打大腿前侧，再让他下蹲，好多了，只差一点就蹲下去了，膝盖周围已经出现了一些瘀血块。

第 3 次，师父用棒将他的膝盖前后左右，轮流打了一遍，哇，膝盖周围全是大大小小的瘀血块，甚至足三里、脚踝上方等没有打过的地方，也都出现了。

再下蹲，完全可以蹲下去了，起来，再蹲，真的可以了！他好高兴，家人也高兴，我们也高兴！师母又教他做扶着门框练习下蹲的动作，并叮嘱他回去后也要练习。

晚上我们吃饭的时候，他女儿特意过来给师父、师母敬酒，说他父亲从张家口打电话来，要感谢师父，他的腿真的好了，现在在家表演给人看呢。

我问师父：为什么没有敲的地方，也出现了瘀血块呢？

师：棒敲下去，震动力深度渗透，血管中的压力向两边挤压，所以没敲的地方，也会有瘀血块出现，血液循环好了，他的问题也就解决了。

左肩伸屈困难的法官

金瑞江

梁某，男，58岁，在法院当庭长。主诉：左肩臂疼痛伴活动受限3个月。他是我的一位朋友，一天他爱人给我打电话说，老梁左肩臂疼痛伸屈困难越来越重，有时疼得睡不着觉，问我有什么好办法。我说过来看看再说。3个月前无明显诱因，也可能开车时开左侧窗户，左肩臂受凉出现疼痛不适，开始没有引起重视，逐渐加重。由于疼痛重，去医院检查诊断为“颈肩痛”和“肩周炎”，给予口服止痛药和松弛肌肉的药，效果不佳，不但没治了病，反而引起全身无力。病人自诉左肩臂伸屈困难，特别是开车外出刷卡时，伸出去和收回均疼痛，经轻微活动稍好些，夜间不能侧卧，压住患侧疼痛会加重，并出现手指麻木。

检查左手臂前伸约 100 度与耳垂平，向后达腋后线，左手臂外展约 60° 疼痛加重，左肩下不适并有紧张感。

梁问：怎么治？

我：我用朱老师独创的棒敲击疗法。

梁：没有见过。

我：棒敲击疗法在国内外没有几个人会用，我也是在学习体会。

梁：那就试试。会很疼吗？

我：有些痛，但能忍受。

他坐在木凳上，我托起他的左上肢，先用棒敲击肩上、肩前、肩外侧、肩后。不能上举，再棒击肩下方。

肩上：相当于冈上肌和斜方肌的位置。

肩前：相当于胸大肌的外侧部及止点肱骨大结节，肱二头肌的起点的位置。

肩外侧：相当于三角肌的部位。

肩后侧：相当于冈下肌的部位。

嘱其活动左肩关节，感觉非常轻松。

梁：真神了！好了，真好了！左肩臂不疼了，也能伸屈了，就是上举还差点。

我说："你侧躺下吧，再敲击几下。"患侧在上，左臂上举伸直，我托住左臂，敲击肩下，冈下肌和大小圆肌、肱三头肌部位。敲击后伸屈自如，左上肢上举接近正常。

一周后复诊，维持治疗效果。后又治疗一次，并嘱其加强肩关节功能锻炼。

“挨打”的部长夫人，还连声道谢

金瑞江

我的一位病人，是部长夫人，认识她的人都叫她和书记，在某单位当书记，慕名来诊。患颈肩腰腿痛，伴有头痛，头晕，失眠，胃不适，双小腿肿胀20余年。曾找过多名医生治疗，说还找道士看过，均没有解决根本问题。

检查颈部活动轻度受限，腰弯不下去，“4字”试验阳性，无明显病理征，手触诊全身僵硬，肩臂后外侧发凉。

给予手法松解颈肩背腰及双下肢后外侧，接着用棍针，以及竹罐拔罐，治后感觉全身轻松。效果明显！病人说还有不适：总感觉左下肢有冰凉水浇的感觉，从骨头里发出的凉，难于忍受。触摸臀部以下的大腿、小腿后外侧冰凉。

我说：我用朱老师教的棒敲击你。她很爽快地说：“敲吧，只要能治好病。”

我先用棒击肩背部、腰部、臀部，每个部位敲6次。再棒击大腿后外侧，腘窝重棒击8次，棒击小腿后外侧，棒击后病人即感发热，凉感明显减轻。又嘱其平卧，左下肢外展，棒击大腿前侧、内侧，小腿内侧，膝下。敲打时病人感觉疼痛重，每个部位6次，约5分钟，病人左下肢冰凉感觉消失，左下肢伸屈活动也较前轻松。头面部微微出汗，并诉平时很少出汗。称奇说：“我好了，不凉了，谢谢你。”棒击后病人皮肤发红，发热，血液循环好了，末梢循环好了。病人第二次复诊，主动要求再用棒击，诉说胃病好了，回去睡眠特别好，20年的病没了。

脚麻木，腿抽筋的女士

李新波

临去沽源前的那天下午，下着小雨，诊所走进来3位女士，其中一位身材稍胖，气质较好的女士说：朋友介绍我来找你，我这段时间脚趾麻木，原来两只脚都麻，现在右脚好了，但左脚却还麻得厉害，而且大脚趾没有知觉，整个脚一阵一阵有针扎感，前天晚上左腿又抽筋了，小腿僵，轻轻一碰就疼。

我：腰疼不疼？

她：以前疼过，现在倒是不疼，我也怀疑是不是腰椎神经被压迫的问题，要不然不会一开始两只脚都疼呀。

我：看看再说吧。

请她弯腰，手可点地，给她做腰椎坐位推扳复位手法，有一声较响。

她：这是什么声音？

我：这是错位的腰椎回位的声音。

她：看来我的猜测是正确的，但现在脚还是麻木的。

我：有可能是错位时间较久，长时间压迫气血，还没有流通，你怕疼吗？

她：不怕，疼总比没知觉要好。

请她趴在床上，用棒敲击她的腰、臀、腿，疼得皱眉，但还没喊疼。敲到她左边小腿的时候，轻轻地，她就疼得哇哇叫。敲完后请她下来试试。

她：我的小腿不疼了，原来是硬的，一碰就疼，现在都软了，你们捏捏，呵呵，腿好了，但脚还木。

我：别着急，请你平躺床上。

我用棍针刮她的脚背、脚趾、脚底，她说好像有很多的针在扎她，我让她忍耐，一会儿就不疼了，过了几分钟后，她说真的疼痛轻了，不麻了，但脚趾还是没有知觉。

我：回去看看吧，有可能压迫的神经需要一段时间的恢复。

她的朋友也有问题，在给她朋友治疗肩痛时，她说她的脚趾不木了，开始有知觉了。

棒——朴素、实在的应用

（2011年7月沽源之行）

李新波

假若将3月份在北京看师父用棒比作是一场演习的话，那7月份在沽源可以称得上是一场实战。平时很少待在师父身边看他老人家治病，这一次在师姐王永梅这里可谓大开眼界，有了真真切切的体会。

真正看病时，师父用棒极省，每一棒下去，都是实实在在，一点都不浪费。当时的病人中，有寒背的，有弓腰的。请病人趴在床上，师父用棒击脊椎，两棒下去，高出来的脊椎就下去了，每一棒下去又稳又准，那股力是"闷"下去的，但用的是"大面击"，力的着力面较大，师父的手里掌控着力的渗透，所以劲虽大，而力透，故安全。

这次师父的棒中，又多了一个生面孔——短短的、硬硬的，用它来敲肩、膝盖等关节部位，出瘀极快，用力可大可小，柔时用腕力，像和尚敲木鱼的感觉，力在棒的前端，谓之“点打”；硬时活动着肘、肩，好像铁匠挥锤打在铁上的感觉，又沉又准！

师父看病用的时间都不长，快则几分钟，慢则十几分钟，但效果却是立竿见影。颈部僵硬者在肩上出痧后，活动马上松快，膝盖疼痛，蹲起困难者，效果更是显著，不是亲眼所见，很难想象。

这一次师父的“棒”，又给了我耳目一新的感觉，甚至有些震撼。“用最短的时间，最省的力，出最好的效果”——这一直是师父孜孜不倦追求的目标，我亦渐渐明白，这看似简单的要求，实则蕴含着不简单的含义：

它需要医者的力、功、法，在面对病人时快速作出反应，最大限度的帮助病人，同时节省医者的体力，保护好自己，才能为更多的患者解除痛苦！

他感觉腿上有好多蚂蚁在爬

李新波

从沽源回来后，回老家看了看父母，晚上在家陪妈妈睡的。早晨要回招远的时候，妈妈家来了一个病人，妈妈说“这是个老病人，今天你给看吧，刚好我看看你都学了些什么。”

他离我们家十几里地，骑摩托车过来的，40 多岁的样子，比较憨厚。

我问：您有什么不舒服?

他：我的膝盖怕冷，疼痛，夏天骑摩托车也要戴护膝，现在膝盖不疼也不怕冷了，但感觉大腿上好像有好多的蚂蚁在爬，好难受。

我：现在有这感觉吗？

他：有。

我：骑摩托车有多长时间了？

他：好多年了。

他得病的原因就是这个，长期骑摩托车，导致风寒入侵体内。请他趴床上，用棒击他的大腿、小腿、腘窝，他很耐打，用大力击两分钟后，问他是否感觉热？他说只是微微有一点感觉。再继续打，特别是大腿的前侧，膝盖的内外侧，又打了一会儿，我全身都出汗了，请他起来感觉一下。

他说：现在感觉热乎乎的了，蚂蚁好像都跑光了。

我：休息一会儿再走，你就是因为长期骑摩托车受寒所致，好了以后骑摩托车也要注意多穿衣服，戴护膝，要不然还会犯毛病。

身体半弯的男子

李新波

早晨刚起床，一位老病人给我打电话，问我今天是否到诊所，她朋友的父亲得了腰椎间盘突出症，现在腰腿疼痛得厉害，要去动手术，她说先让他到我这儿来看看，约好上午来。

他今年60岁左右，体形较瘦，半弯着腰，身体向左倾斜，屁股后翘，后面跟着一大堆陪同。

我：你这情况有多长时间了？

他：以前腰也经常痛，这次搬东西又闪了一下，更厉害了，从左边屁股一直疼到大脚拇趾，坐着不疼，走路疼得厉害，咳嗽也痛，晚上翻身也痛，已经两个月了，太痛苦了！医院检查是腰椎间盘突出症，实在疼得没法了，要去做手术了，遇到刘女士，说先来你这看看。

先让他拉筋。上举的腿伸不直，下垂的腿还要垫上10厘米的板子，女儿帮他慢慢伸直，绑上，两分钟已经是满头大汗了，但他很坚强，不叫痛。左腿只能坚持5分钟，右腿可以坚持10分钟，左腿拉了两遍，第二次要比第一次好。

20分钟很艰难地熬了下来，给他做腰椎侧位推扳手法，一侧骶髂关节有复位声，另一侧无声。坐位推扳，一侧一连串，另一侧无声。看上去身体稍微挺直一点，问他现在感觉怎样？

他：现在腰疼得轻了，但左腿外侧向下有一条筋还是很痛。

请他侧身躺床上，沿着左臀部，一直到脚踝，用棒敲击半分钟，起来试试，好了一些。

我：再给你用力大点，你怕疼吗？

他：不怕，这种被打的疼比原来的那种疼要好多了！

看来他真是被病痛折磨怕了，再请他趴床上，从背、腰、臀，一路到大腿、腘窝、小腿敲击下来，然后又在他左腿外侧大力击了几下，再看他的腿，哇，臀上、腿上、腘窝处都出现了一团一团的瘀血块，家里人都围着看，一个个瞪大了眼睛。

他女儿：是不是就是这些脏东西阻塞经络了？

我：差不多吧，你爸爸长期错位，导致气血不流通，现在透出来了，应该会好点吧。

他起身，人直了，身体稍向左歪一点点了。问他感觉怎么样？

他：我现在腰不疼了，腿也不疼了，全身火辣辣的，热乎乎的，好久没有这样轻松了！

我嘱他回去一定要拉筋，明天早晨如果又不舒服很正常，因为他的筋很紧，睡一晚上的觉，筋又会往一块收缩，明天再来。得病的时间较久了，完全恢复，需要一个过程。

来看病的夫妻

李新波

◎胳膊疼痛的夫

他上午来过，是替他的妻子来问，说妻子全身疼痛两年多了，用了好多方法，吃了好多药都无效，反而越来越重。介绍他过来的老病人，怕他找不着地方，先带他过来。我说要见到人后才知道。中午刚吃完饭，他们夫妻就来了，他说：我老婆上午刚在别人那里治疗过，我的胳膊疼痛有两三个月了，右边重，左边轻，您先帮我看看吧。

他看起来 50 多岁，瘦瘦的，个子不高，有些驼背，胳膊上举只能到 100 度就疼得受不了，不能背屈。

请他趴床上，背部僵硬，按压胸椎，只有第 5 节有一声，闷闷的。用棒敲他的背、肩、腋下两分钟，让他试。上举可以伸直，背屈，好一点点。

再用棒敲他的斜方肌、肩井、肩头前后，肩上出现了一些瘀血块，再试，又好些。

让他将胳膊后屈，在肩头的前方敲，再敲胳膊，一会儿，肩上、胳膊上全是大大小小的瘀血块，再试，上举一点都不痛了，可以背屈了，只有一点点痛了。

他不断的活动着胳膊，嘴里不停地说道：“真的轻松了，可以自由活动了，呵呵，只剩一点点痛了，太好了！”

接着又问我：我的右腿走路划圈，能帮我看看吗？

我：对不起，这病我看不了，你可以到医院检查一下，您的小脑是否有问题。

他笑：医生也说过可能跟脑神经有关。

他的妻子一看老公的效果如此明显，就问我：“我上午在别家看过，现在可以看吗？”

我：如果您想看，就帮您看看。

◎全身疼痛的妻

她也是瘦瘦的，腿有点O型。她说，我的颈痛、背痛、一半屁股痛，腿也痛，不能走路，左腿痛得厉害。两三年前，只是腿疼，当风湿性关节炎治疗，看了好多地方，吃了好多的药，中间有好的时候，可是过段时间，反而加重了。

我：您吃的是什么药？是否里面有药面？

她：在医院里拿的止痛药，后来听说哪里好，就到哪里去看，有些是药面，我也不知道是什么药。前段时间，胃痛，去医院检查，医生说我如果再吃两天那些药，胃就穿孔了。

我：你的腿，以前就是这样子吗？

她：以前不是，也就这两年。

我忍不住叹气，又是遇到黑心的人，以治病的名义给人乱用激素，却给人的胃和骨质带来了极大的损害！特别是农村的病人，由于这方面的知识欠缺，受伤害的特别多，在我治疗过的病人中经常遇到。我只能叮嘱她回去多补补钙吧。

让她拉筋，虽然痛，但上举之腿可以伸直，下垂的腿也可以到地面。

20 分钟起来，她说腿觉得轻松一些。

小心翼翼地给她做复位手法，颈椎旋转，左右各一连串，脖子马上轻松了。

胸椎僵硬，做不了手法，腰椎复位，有两声，较响。

用棒在她的背、腰、臀、腿上，轻轻地敲了几分钟，让她起身，试试看，

她弯腰、转身，走过来走过去，很高兴地说：全身热乎乎的，一点都不疼了，太舒服了！

车祸后的膝盖疼痛

李新波

小伙子 20 多岁，长得秀气，看起来很有精神。他说他的右边膝盖疼痛，下蹲痛，挺直也痛。

检查他的膝盖，无红、无肿、无变形。

我：你的膝盖是什么时候开始疼的？

他：几年前就疼过，但较轻。今年出了一场车祸，车祸后，我的膝盖又开始疼。去医院检查没有问题，医生说有可能是伤了韧带，给了一大堆药，吃了也一点用都没有。朋友介绍我来找你。

先让他拉筋。上举的腿勉强可以伸直，下垂的腿需要垫 10 厘米的板子，给他绑上沙袋，每条腿 10 分钟。

看他的膝盖外表没有问题，出过车祸后疼痛加重，很可能跟错位压迫有关。请他趴床上，按压胸椎，5、4、3、2 都有复位声。腰椎复位手法，一侧一连串，另一侧一声，请他下床试试。

下蹲，好一些，虽疼，但可以蹲下去了。

请他趴床上，用棒敲他的大腿、腘窝、小腿，再敲他的膝盖内侧、外侧，大腿前面，各几下子，再下蹲，一点都不疼了，但挺直还痛。

用棒在他的腘窝上又敲击了三四下。挺直，不痛了，再看他的腿，都变红了，呵呵。

小伙子咧着嘴笑："真疼啊，但打完就舒服了，我要看看打我的是什么东西，这么神奇。"

跟我取了一支棒到一边欣赏去了。

出入冷库的他全身不适

李新波

梁先生 40 多岁，1 米 8 的个子，仪表堂堂，朋友带他到我这儿来玩。一进门，他就被我放在诊所的几张拉筋凳吸引住了。

问我：这是什么东西呀?

我：拉筋凳，如果身上有什么不舒服，可以试试，拉完就会舒服些。

他：我还就是全身感觉不舒服，整个人好像缩在一起的感觉，伸展不开。

我：那刚好对症，你做什么工作？

他：以前干过水产生意，经常出入冷库。从那以后就感觉天天身上难受，没有明显的痛，但整个人感觉极不舒服！

我：是不是天天像穿了一件小一号的衣服？

他：对，就是这感觉！

那就开始拉筋吧。他躺在拉筋凳上，上举的腿可以伸直，下垂的腿可以着地。

20分钟起身，他就觉得舒服一些：说这东西真好！

他：下一步是什么？

我：怕挨打吗？

他：不怕，领教一下。

请他趴床上，用棒从背部开始，经腰、臀，到大腿、小腿，敲了大约3分钟，问他身上什么感觉？

他：腿上有一点点热，背部觉得痒。

我：觉得痒是由于你的体内有风，跟你以前出入冷库有关，风寒侵入身体。我要再给你敲敲，将风寒驱出体外，身上感觉到火辣辣的热了，就告诉我。

我用棒在他背上加大力度，继续敲击，又敲腿，他说热了，全身都火辣辣的热了。我停手，请他起身。

他：现在感觉太舒服了，我以后来招远，一定要来找您打我。还有这拉筋凳您这儿有吗？我想要一张。

我：有，但拿回家不要让它睡觉。一定要坚持拉筋。

他：我会的，一定坚持！这也是一种绿色疗法吧，呵呵！

朋友高兴，我也高兴，而他更高兴，连呼不虚此行！

他的膝盖是骨质增生吗

李新波

张先生 40 多岁，看起来就是那种经常运动的人，很有精神，他说：我的左边膝盖怕冷，拍片子是骨质增生，已经有 3 年了。医生让我静养，不让运动，吃药、贴膏药都没用，反而越来越重。现在的感觉就像泡在冰水里。不管天气有多热，晚上膝盖处都要盖上被子，现在白天也开始感到冷，而且还开始痛了。

我：你现在就感觉凉吗?

他：是的，前几天去医院，又给开了一大堆药，吃了一点用都没有。

先请他拉筋。左腿上举，腘窝处疼得厉害，给他用绷带绑在杆上，勉强可以伸直，每条腿 10 分钟。

请他趴床上，按压胸椎，10～6 节都是小声复位声。

他左腿从大腿后侧到小腿的筋是绷着的，用棒敲他的背、臀、大腿、腘窝、小腿，他说好痛!

我问：可以忍受吗?

他：可以，但真的很痛，您轻一点。

又在他左腿的内侧、外侧各敲了几下，请他下来试试，他说不感到凉了，也不痛了，因他怕疼，我也就此收手。

第二天他又来了，告诉我，昨晚睡觉好了很多，今天还想再来挨打。我告诉他如果想好得快，我要给他打得狠一点。因为有昨天的体会，他今天不害怕了，请他趴床上，腿上的筋已经不绷了，依次给他敲击了腿的后侧、前侧、腘窝，膝盖的内侧、外侧。一会儿，他的腿就变成了红色。

他起身，压压腿，下蹲，起来，笑嘻嘻地告诉我：一点都不疼了，以前经常运动，自从 3 年前检查说是骨质增生，医生让我养，不敢做别的运动，只能去游泳，但游泳时，左腿伸不直，一蹬就痛，看，现在可以伸直了。我可以运动吗？

我：可以，正常的运动都可以做！

股骨头坏死患者的腰痛

李新波

她是在我诊所楼下卖饭的大姐，50 多岁，微微有点胖，人看起来很健壮，见人总是笑嘻嘻的。第一次走进我的诊所，我吃了一惊：她站不直，臀向后翘，走路一拐一拐很厉害。因为平时见她都是坐着的。

她看得出我的惊讶，告诉我：我得的是股骨头坏死，已经好几年了，平日里全身都不舒服，觉得全身紧绷绷的。这几天腰疼得厉害了，晚上不敢翻身，手也麻，您帮我看看吧。

先请她拉筋。上举的腿伸不直，需绑上绷带，下垂的腿向上翘，绑上沙袋，需垫 20 厘米的板子，每条腿 10 分钟，很吃力的坚持了下来。站起来，人直了，臀部不再后翘，走路，迈的步也能大一点了，她说感觉轻松了一些。

给她按压胸椎，僵硬，没法做手法。颈椎旋转，左右各两三声。腰椎复位手法，一侧两声，一侧无声。

让她活动一下腰，好一些。

我：大姐，你得了此病以后，由于活动不便，就总是坐着，越不活动筋腱越往一块收缩，你就越难受。越难受你就更不爱活动了，时间越久你身上越紧，形成了一个恶性循环。

她：对，你说的都对。我就是感觉整个人都缩一起了，我常想如果有人能给我使劲拽拽就好了。

我：不介意我用棒击你吧？

她：没事，跟前几个人都挨过你的打，打时痛，打完就好了。你尽管打吧。

请她趴在床上，用棒击她的肩、背、腰、臀、腿，一直到脚踝，几分钟后，请她起来走走看。

步迈得大一点了，她高兴地说："真轻松啊，好久没有这种感觉了。"

我：还想再挨打吗？

她：好！好！

请她平躺床上，用棒敲击她的大腿前侧、内侧，发现她的两条腿分开很困难。横拉，只能到 30 度，一边拉，一边给他敲，慢慢到 50 度，每条腿 2 分钟，再让她起来走走看。

她拐得轻了，走路的步伐更大了，出去走走楼梯，也不那么费劲了。她高兴得合不拢嘴，看她的样子，我也很高兴。告诉她：你的股骨头坏死，我无法医，但能帮你减轻痛苦，你以后每天要拉筋。

第二天中午，我去买饭，刚巧她正在同邻居们分享着她的快乐，告诉我："昨晚睡觉腰不疼了，手也不麻了，只有背部有一点痛，现在全身轻松多了！"

哭泣是一种疏泄

李新波

师父告诉我，病人在治疗中的哭泣，是一种疏泄，哭出来了，病也就好了。脑海中有这样的印象，却总有点不知所以然。在我给病人治疗的过程中才真切地体会到：哭泣，真的是一种疏泄！病痛好像真的随着泪水宣泄出去了！

第一次遇到这种情况的病人，还是男的，40多岁，1米75的个子，看起来很健壮，我问他有什么不舒服？

他：我的腰痛有好几年了，近半年多的时间里，比较重，坐的时间长了，腰就僵硬了，要慢慢、慢慢地才能直起来，睡一觉起来更不舒服，去医院检查，说我的胸椎有两节是歪的，腰肌劳损比较厉害。

我：你做什么工作？

他：我开挖掘机好几年了。

我：每天工作几个小时？

他：8～10个小时。

噢，原来如此，每天蜷屈在车里那么长时间，没有问题才怪。请他先拉筋。上举的腿可以伸直，但下垂的腿很费力，绑上沙袋，还要垫8厘米的垫子才能着地。10分钟坚持下来，他说他的脚全麻了，换另一条腿10分钟。起来后，他说：我的腰直了，也没那么僵硬了。

又给他做横拉、背拉各4分钟，做背拉时，他说他的右肩疼得厉害。这个肩小时候伤过，活动一直不是很灵活，而且有时候会痛。拉完，起身又舒服些。

胸椎按压 6、5、4、3、2 节全有复位声。

腰椎坐位做推扳手法，"啪啦啦啦"左右各是一连串好像放鞭炮的声音。

请他试试，他坐下、起身、弯腰、转动身体，说腰很灵活了，但右肩和背部还有些痛。

请他趴床上，用棒在他的肩、背、腰、腿上敲了几分钟，让他再试。

他：背不疼了，胳膊活动起来灵活多了，但肩头还有痛。

我用棒在他肩的周围敲，他忍不住哭了，但压抑着自己。我对他说：哭吧，哭出来你就舒服很多。

他哭得声音更大了，边哭边说：我这肩膀疼了 30 年了，刚才你打我的时候就想哭，但不好意思，现在实在是忍不住了。

一个大男人，看起来哭得那么伤心，他太太在一边看着，也跟着掉眼泪。我继续敲着他的胳膊，他还在哭，止不住。

过了一会儿，他说：我的身上都出汗了，双手也热了，长这么大，这样痛快地哭过两次，我现在感觉全身都热了，很舒服了，我明天可以去上班吗？

我：你的病就是因为你每天长时间地坐在挖掘机上，慢慢导致筋缩和错位，先休息几天吧，而且每天要拉筋，拉筋次数越多好得越快。

他：我是给姐姐开车，已经在家里歇了好几天了，时间久了怕姐姐不高兴。

我：自己决定吧，健康的身体是最重要的，假若你自己都不爱惜自己的身体，那让谁来爱惜？

他连连点头，问：我可以再去拉筋吗？

我：可以。

第二天他又来了，整个人看起来是由内而外的清爽与精神，与昨天简直是判若两人。他笑着告诉我，假请下来了，与姐姐的误会也消除了，现在腰自然而然地就挺直了，臀部还有点痛，肩头还有点痛，想再来挨顿“打”！

他的全身疼痛立马消失了

李新波

他年纪轻轻，也就 30 岁左右。他说他从昨天下午开始，全身疼痛，颈、腰、肘、膝关节，没有一个地方不疼，而且身上一直出虚汗。

昨天下午去医院检查什么毛病都没有。他曾经陪老爹来看过病，今天就过来了。

他：我可能是受风了。这几天晚上比较闷热，晚上睡觉成宿吹电风扇。前两天只是膝盖疼，昨天就严重成了这个样子，也搞不清是为什么。

给他做复位手法，颈椎、腰椎只有几声小小的复位声。

请他趴床上，用棒给他敲击全身，背、腰、腿、腘窝。平躺床上，敲他的大腿前侧，膝盖内侧、外侧。再起身，敲他的肩、臂。

从治疗到结束，一共也就是 5 分钟的时间。

他起身说：全身很热，像着火一样。轻松了，真舒服！这顿打真是没白挨！

看到他好了，我也很高兴，心里很有感触：如果没有师父教的棒击法，像这种受风寒后全身疼痛的病人，以前治疗起来比较麻烦的，费时费力不说，效果也不会如此快速、明显。

腰椎间盘突出手术后依然腰痛

李新波

他是一位老交警队员，50 多岁，高高的个子，有点驼背。常年腰痛，检查是腰椎间盘突出症，去年做了手术，好了一些，但总有点不适的感觉。这段时间痛得比较明显，同事介绍来找我。

看他的样子，就是筋缩。

我：由于您的腰动过手术，我无法给您做复位手法。但看您的样子，筋缩得很厉害，我只能帮助您松筋，能帮到您多少算多少。您自己考虑一下。

他：那就按你说的吧，能减轻多少算多少。

先请他拉筋。拉筋很痛，上举的腿伸不直，下垂的腿需要垫 10 厘米的板子。20 分钟好不容易坚持了下来。

请他趴在床上，用棒敲他的背、腰、臀、腿，敲到他的腰的时候，很小心，轻轻地。敲了大约 5 分钟，请他下来试试看。整个人直了，背也不驼了。

他说：舒服了很多，腰也不那么痛了！

我：您回去多拉筋吧，我能帮您的也就这么多了。每天拉筋您就会舒服很多，但一定要坚持！

背部像“小山”的唐姐

李新波

去年秋天，朋友约我去看一位书法大师写字。到了后介绍唐姐与我认识，说她是这位书画大师的经纪人，并让我看她的背部：在胸第 10～5 之间像有一个小山丘，她的肩部也比正常人的高，很影响美观，怪不得她披着一个大披肩！

她：感觉很难受，身上好像背着一盘石磨，不但很难看，而且搞得自己心里很自卑。

看来爱美是女人的天性，不管她多大岁数。她问我，这情况能不能治？我捏了捏她背部的肌肉，很硬，当时就想起师父几天前给我讲过的一个也是背部肌肉痉挛，一侧背高的病例，我想可以给她试试。我告诉唐姐：如果相信我，我可以试试，但背部恢复的跟原来一样，不太可能。缓解背部沉闷倒是可以。

隔天，朋友与唐姐一起过来，我请她趴床上，用棒在她肩、背、腰上敲击，大约 5 分钟后，用手摸上去，肌肉软了很多，给她做胸椎按压，6、5、4、3、2 节都有复位声，声音闷闷的，应该是错位时间很久了。

唐姐站起来，“小山”变矮了。

做颈椎复位手法，颈椎高位、低位都有复位声，问她现在什么感觉？

她很高兴地说：现在感觉腰直了，胸也可以挺起来了，全身很轻松，这是好多年没有过的感觉了！

闲谈中，知道唐姐年轻时很能干，自己开了一个粮油店，自己拉货、送货，有时自己装卸面粉好几吨，一身毛病就是这样累出来的。

第二天，唐姐来时人直了很多，精神也很愉快，拿出一张大师写的“敬业乐群”送给我，也算是给我的一点鼓励吧，呵呵。

小姑姑的手麻与头晕

李新波

小姑姑是爸爸最小的小妹，今年也有 50 岁了，平日里她跟小姑夫开一快餐店，她做帮手，很是辛苦。她今天来找我，是因为右边肩膀痛已经有一段时间了，现在越来越严重，手麻、晚上不敢翻身，骑电动车一会儿，10 个手指都麻。今天早晨起来又突然感到头晕恶心。

胸椎复位，6、5、4、3 节都有复位声，颈椎旋转，左右各两三声，高位一声。头不晕了，也不恶心了，但肩还有痛。

用短棒在她的肩上敲，只敲了七八下，肩上就开始出瘀血块，

我：小姑，您忍住痛，我给你打得彻底点，好得快！

她：没事，你打吧，去年冬天摔了一跤，这个肩膀就开始痛。

我继续敲她的肩、臂，打了大约三四分钟，肩上、胳膊上全是大大小小的瘀血块，又在她背上敲了一会儿。

我：您现在感觉怎么样？

她：我现在感觉整个人都是火辣辣的，像着火一样。

我：这是好现象，您是由于错位了，身体里又有淤堵。所以又痛又麻。现在淤堵已经解除了，气血流通了，应该就好了。

第二天，小姑姑又过来了，说手不麻了，头也不晕了，只剩下肩部还有一点点痛。

她的膝盖上长了一个大“鸡蛋”

李新波

她今年50多岁，家住农村，今年夏天上山干活时扭了一下左边膝盖，当时听“咔嚓”一声，走路腿就瘸了。站着也痛，上下楼梯也痛，吃药、贴膏药、针灸、打封闭针都没用。来以前曾做过推拿20多天，一开始膝盖外侧有一个小包，不明显，可是越推拿越大，现在看起来像个“鸡蛋”一样。

先让拉筋。左腿上举伸不直，需用绷带绑上。每条腿10分钟。

给她按压胸椎，第8到第2节全是复位声，让她走走路，她说好一些，给她做横拉，较紧，一边拉一边用棒给她敲膝盖内侧，每条腿2分钟。

她说她的腿也痛，是从臀部开始的，又给她做侧位推扳手法，一侧两声，闷闷的声音，另一侧无声。

请她侧身躺在床上，用棒从她的臀部开始向下敲击，一直到小腿，一会儿，膝盖外侧出现了很多黑色的瘀血块，大“鸡蛋”也随之变得很小了。

请她起身，试试，她蹲下、起来，无碍了。再出去走楼梯，回来后很高兴地说：好了，这腿轻快地像没着落一样！

我：你的膝盖疼痛不仅是膝盖的问题，扭伤膝盖的同时，身上也错位了，做推拿只给你腿膝盖周围疏通血脉了，可是上下不通，所以膝盖处淤积了一个大包，给你复位、敲打后，全身气血流通了，那个大“鸡蛋”也就散了，问题也就解决了。

肌肉拉伤不等于肌肉拉长

李新波

王先生是我的老病人，40多岁，身材健壮，喜欢打乒乓球，去年腿痛腿麻，给他医好后，又开始了自己喜欢的乒乓球运动。他要了一张拉筋凳回家，一开始每天坚持拉筋，后来觉得身体已经无碍，就不再坚持拉筋，拉筋凳在家里已形同摆设。

前几天突然给我打电话：李大夫，我早晨起来突然腰痛，可能是肌肉拉伤了，我该怎么办？

我：你可以先拉拉筋吧，如果还不好就过来找我。

他：肌肉拉伤了还可以拉筋吗？

我：可以。

第二天，他来了，我有点吃惊，这哪里是肌肉拉伤：屁股向左侧扭曲，身体呈S形，我让他先拉筋。

他：我昨天没敢拉筋，本来肌肉就拉伤了，再拉筋，那岂不是越拉越长。

他的性格很认真，又很谨慎。我忍不住笑：肌肉拉伤不等于肌肉拉长，恰恰相反，筋腱受伤后，会产生反射性的收缩，反而会痉挛在一起。你说缩在一起了，要不要拉筋？

让他拉筋的同时，又将他数落了一顿。因为他的一家人都是我的病人，关系已经很熟了，所以说话也就比较随便点。看他今天的这个姿势就是平日打乒乓球“拉球”的那个姿势：身体向右歪，臀向左侧偏，长期如此，上下班开车，上班后坐着又不拉筋，慢慢地两边肌张力不平衡，累积的时间久了，睡一觉起来就成了这个样子。

拉筋还好，20 分钟后，请他趴床上，左侧肌肉从胸 7 开始到髂骨，明显高于右侧，用棒在他的背、腰、臀上敲击了十几下，给他做胸椎复位，10～7 节都有错位。腰椎复位也有 3 声。请他试试看。

身体虽然还歪着，但轻松了很多，问他哪里还有痛，他转身、弯腰，告诉我腰 5 右侧弯腰时有一点痛，我用棍针在腰 5 右侧的那个点上拨了两下，他的身体马上直了，好像有个开关一样。嘱他回去拉筋，明天看看怎样。

第二天他又来了，说晨起还有点歪，但活动开了就好了，想让我帮他看看。左侧绷紧的肌肉已松开大半，复位手法只有胸椎有两声了，腰椎已没有错位，用棒敲了几下，又用棍针在右侧腰肌找到几条挛缩的筋，将其弹拨松，即恢复正常。

附：第一天给他看完，晚上与师父通电话时问师父：为什么他的左侧肌肉看起来僵紧，复位松筋后还是歪着身子，而看起来很正常的右侧却如有一个开关，一点人就直了呢？师父：左侧绷紧、僵直，相应的右侧就会挛缩，虽然你已给他复位，将绷紧的肌肉松开，但其右侧挛缩的筋还扯着他，使他不能站直。用棍针将筋拨松了，他自然就正常了。

颈、腰椎病与慢性咽炎

吴　健

小熊，男，39岁，听一个专做针灸推拿的民间中医介绍来找我。

自述在医院检查腰椎间盘突出，扯得左侧大腿一根筋疼得厉害。平时常去参加羽毛球锻炼。弯腰检查，双手还不能触地，于是我按照朱老师教我的方法，先从拉筋开始，一条腿拉筋10分钟，虽然还不到位，也总算坚持下来了。手法胸椎复位从胸第12节到第3节全有错位，腰椎推扳手法，第1、2节也有复位声。下了治疗床试试，整体感觉轻松多了，但左侧大腿的筋依然扯得紧。检查腰部和骶髂部位，果然发现有病筋纠结成团，用棍针弹拨，疼得他哇哇直叫，拨松之后请他再下来活动，他说已经感觉好多了。为了让他好得更彻底一些，再次请他趴到诊疗床上，沿着臀部到大腿胆经一线用棒敲，逼出大片青紫淤包。他说现在感觉原来拉扯的筋完全松了，拉扯痛消失，活动自如。

治疗的过程中，见病人时不时地咳嗽，询问得知，已经有很长时间的慢性咽炎了，问他想不想好？回答："当然想！"我告诉他还得用棒敲哦。初次接受这样的治疗，虽说棒击很疼，但效果好，他也就愿意再试试。沿着双臂的肺经尺泽到手三里一轮敲击，又拍出一片青紫淤包来。告知病人，这样就行了，回去观察看看吧，应该当天晚上就能感觉不怎么咳了。

将信将疑的他，鉴于治疗腰腿疼痛的奇效，说休息几天再来帮他治治颈椎病吧。我说："行啊，反正今天你也受够了，别打得太狠了吃不消，淤包一般大约7天能通过血液循环自行褪去，到时候再来吧。”

两周后小熊又来了，一来就说上次治疗后回去腿就不疼了，咽炎也好了。也按我说的，开始坚持拉筋了。只是腰部有一个点还有点不舒服。这次想把腰和颈椎都彻底治治。

这次他自行要求先在拉筋凳上拉拉筋，因为回去用两张餐椅拉筋效果不如朱增祥的拉筋凳好。于是先拉筋20分钟，再给他复位。胸椎的错位明显减少，只有第6到第3节有复位响声。棒敲腰部不适点，出了几个的小淤包，腰上不舒服消失了。

接着治疗颈椎，先做复位手法，左右两侧均有复位声。接着我用圆棒给他敲打颈肩，因为有了上次挨打的经验，所以这回他已经有心理准备了，整个人很放松。一阵敲击后，两侧颈肩沿线又是一片青紫淤包。接着再用棍针把颈肩沿线僵紧的筋理松，最后再用真空气罐把可能没敲透的地方拔了一遍，这才“放”过了他。一轮强刺激的治疗，又让他领教了另一番的滋味，虽说治时疼痛，但随后感受到的，却是难以言状的轻松！

让他再看看还有什么不舒服的时候，颈、肩、腰、腿都已十分轻快的他，找来找去又说了一个新问题，右臂肩头部位，可能是打羽毛球的缘故，有点肌肉酸痛，这能治吗？我笑道“一样棒击！”不一会儿，他转动着右臂笑容满面，满意地回去了。

一个月后我又见到了小熊，不过这回是带个朋友来的。原来，他的这朋友也被诊断为腰椎间盘突出，现在连小跑都困难。因为前些天他们在沙滩上玩的时候，朋友惊奇地看见原本跟他一样病痛难耐的小熊居然能仰头拉着风筝狂奔！追问之下，才得知所谓的腰椎间盘突出症，除了医院的常规和手术治疗，还有这另类的奇效疗法。

从动弹不得到行动自如

吴　健

朋友小陈突然来电话喊救命，要我去她姐姐家。说是她姐前两天突然腰疼躺倒不能动了，两天只吃了三块蛋糕，连水都不敢喝。原来陈姐被诊断为腰椎间盘突出已经有些年头了，平时就整天腰酸背疼的。那天因为在电脑前连续看了几集连续剧，想站起来的时候，突然腰就疼得动弹不得了。

到了陈姐家里，只见她平躺在床上，一脸苦楚。由于全身紧张不敢动，我只好把她的一条腿扛在肩上，勉强地先帮她拉拉筋放松一下了。双腿轮流拉完筋，就进行手法复位，骶髂、胸椎、腰椎都有响声，复位后病人稍做休息，就能扶着起身了。起来第一件事，就是上厕所。由于她家的条件有限，只能交代病人先休息休息，明天再到我那里治疗了。

第二天，小陈开车带着她姐来到我家，这时陈姐已经能够把着扶手走上楼梯来了。先在拉筋凳上好好拉了一遍筋，然后整个脊椎都给她调整了一遍，自己很轻松地下了诊疗床，有说有笑，在屋子里来回走动，告诉我基本上好了。

3次治疗后，尽管陈姐已经能抱着小孩走动说笑了，但腰部骶髂附近还是有一个点隐隐不适。这时我先是扎了几针，但疗效不明显。最后只好选择棒敲击疗法，虽然病人感觉很疼，出几个绿豆大小的青紫淤包，但就是这一点点的淤堵，她说她的腰彻底轻松了，没什么不舒服的感觉了。

重上篮球场的大帅哥

吴 健

在散步往茶馆的路上碰到了老同学唐秘，身边跟着他的儿子，不知不觉当年的小毛孩已然长成了大帅哥一个。这孩子不但是大学里学生会的头目，还业余出演了电视剧。寒暄之中得知，帅哥一年前因为打篮球撞倒扭伤膝盖之后，就经常背疼、膝盖酸痛，连下蹲都困难，没办法只好退下球场不再打球了。既然是老同学的儿子，这毛病我又能看，那就当仁不让了，直接拉着两人到朋友的大樟树茶馆。

稍事检查，就拿出瑜伽垫，让帅哥趴在地上，果如所料，一连串的胸椎错位复位弹响。帅哥顿觉轻松，深吸长呼活动着身子，笑着问我："那这膝盖？……"我问："怕疼吗？膝盖要用棒击的哦，把里头的伤调出来才能好透。"

"只要能好，打就打！"帅哥边说边顺从地卷起裤管，却又心虚地看着我拿出存在茶馆里的长棒，问："很疼吗？"我说："有问题的地方才疼，所谓痛则不通，打通了就不疼了。"接着我从轻到重敲击，曾经受伤的膝盖冒出了一团团青紫淤包。让帅哥到门外楼梯上下跑了跑，回来报告已经轻快多了，只是下蹲起立还有点吃力。于是再让他趴下，事先告知棒击腘窝比较疼的，允许喊叫。帅哥倒也逗，随着我棒击下去，喊出了一、二、三、四……的口号，没几下，腘窝的淤包也出来了，让他起身再试，蹲下站起楼梯上下跑动，已经完全没有障碍了。老唐在一边看着乐，好奇的帅哥擦干了一头大汗，坐下边喝茶边问了一大堆治伤养生的道理。父子俩这回真是痛快了，先痛后快。

大约3个月后又在街头遇见了老唐，才知道自从那天棒击了他的宝贝儿子之后，孩子又能出去打篮球了。

从玩笑把脉到痛风消失

吴 健

在朋友的茶馆里吹牛，玩笑中大家非要让我把把脉看看有啥毛病，因为对脉象实在没啥研究，所以只好硬着头皮瞎蒙，不料陈先生心脏不大好却让我给蒙中了。

随之就是时常胸闷、气短一堆症状的诉说，问我该怎么调理？既然是心脏的问题，除了胸椎复位之外，我便建议疏通心脏的经络，立刻动手拍了手臂上心包经心经的沿线。果然一轮拍打下来，他的双臂上都冒出了一团团的青紫淤包，问他感觉怎样？回答好像是呼吸顺畅了很多。

接着陈先生又说起他的痛风，什么吃海鲜、喝啤酒就疼，尿酸高呀，嘌呤呀，一堆西医的理论。我说中医认为“痛则不通”，不管什么原因，既然会疼就是经络有了淤堵，疏通经络的最好办法，就是趁自己不太老身体还行的时候，早早用棒敲击疗法调出淤堵，疏通经络，痛风就好了。问我怎么治？我说就敲你小腿呀，沿着经络就敲。说干就干，又是一轮噼里啪啦！看着青一块紫一块、已然伤痕累累的双腿，老陈疑惑地问：“这样行不行啊？”我笑道：“你观察一段时间不就知道了嘛！”

一年多之后，在朋友的私房菜馆里又碰到了老陈，乐呵呵地非要拉我到他的包间里，跟他的朋友们聊聊养生。我悄悄地问了一句，你的痛风怎样了？他“啊”的一声说道：“早好了，那次你帮我治疗之后就没再疼了，你要不提，痛风这事我已经忘了！”

没有筋缩和错位的突发腰疼

吴　健

老友老叶突然来电话说，财哥明天要出差，今天突然腰疼得起不来了。因为大家经常在茶馆里玩的，财哥经常表演弯腰手掌按地，所以我知道财哥没有什么筋缩，而且柔韧性比较好，莫非是突然错位了？！

傍晚，老叶带着财哥来到我家里。财哥自述没摔没碰的，也不知怎么了，早起的时候，突然感觉左边腰部骶髂一块，疼痛难耐不能像平时那样直接翻身起床了，现在弯腰也不行了，疼的下不去。

我直接让财哥趴上治疗床，检查了一番，奇怪！骶髂、腰椎、胸椎都没有错位！这又是什么问题呢？因为还没遇见过这样的病人，感到有点纳闷。财哥是个享受型的人，各种理疗、推拿、按摩经常做，各家手法也见得多了。怎么回事？这不是考我嘛！无意中一抬头，又看到了师父的提字“气定神闲”，这才缓过神来。还是那个道理，痛则不通。只要他痛就一定有淤堵，不论这堵是来自错位压迫，还是经络不通。还是用棒敲击疗法，沿着痛点前后顺序敲，同时让财哥告诉我打到哪儿最疼？毕竟是见识多了，财哥已经知道我的意图，配合地指出各个揪心的痛点，几分钟下来，拍出的一团团青紫淤包，从骶髂到臀部已经是一大片了。

见差不多了，我停下手，让财哥下床试试。财哥说不用，转过身子，来了个平时起床的抬腿向前翻身滚起的动作，结果是一跃而起，笑道："好啦！"立定弯腰，也已经能再双手抚地了。乐呵呵的财哥说，什么样的治疗都见过，就是没试过我这么臭打一顿治病的，效果还居然这么好！

踩背和电风扇惹的祸

吴　健

小强，男，35岁，电脑技术专业。刚刚过完年，小强就汽车、火车倒了30多个小时从江苏赶来福州找我。

自述病情：2010年12月29日从上海回来，因开车腰酸痛，想轻松一下，在浴室洗澡要求人给踩背，拉背（从背后用脚蹬），当时感觉到腰骨有挤压的感觉，双腿有麻痛感，一出门就感觉双腿酸痛、腰痛，并没有在意，但是晚上却难受了一夜。第二天我感觉不能干活了，到医院拍CT所见：腰3～4椎间盘、腰5～骶1椎间盘未见突出，腰4～5椎间盘后缘突出，压迫硬膜囊，椎体未见骨质增生。印象：腰4～5椎间盘突出。用药：口服：迈之灵（强力脉痔灵），活血止痛胶囊，壮骨伸筋胶丸，盲人推拿5次。目前还是双腿间歇性酸，拿起2公斤重的物体，就腰腿酸痛厉害，全身难受。

2011年1月2日在本地一家诊所做了一次针灸，当时只在右边做了针刺，左边没有针刺，大概是2根针，并开了止痛药，仁和牌的麝香风湿胶囊一盒36颗。吃了5天就停了。

1月17日到医院找专科医生询问情况，医生说我是中央型突出，伴左斜。并开药：迈之灵（强力脉痔灵），爱芬（醋氯芬酸肠溶片），卓和（甲钴胺分散片），只吃了迈之灵和爱芬。

在一次开车30分钟后，双腿酸痛，屁股痛，睾丸痛，头晕痛，整个人像要死了一般，痛苦难耐。昨天步行了大概2公里，而且是小步，也是大腿、小腿酸痛，然后我就休息在家。尽管躺床上，还是感觉到左右腿偶尔有痛的感觉，特别是翻身时。洗碗的时候，稍微一弯腰就感觉到左腿大腿到小腿内侧酸，右腿大腿到小腿内侧痛，以前睡的绷子床，现在也改成了木板床。

1月21日到上海治疗的，用的电针，没有好转。后来买了一双平跟鞋，穿起来感觉好多了。低头弯腰时腰部有不适的感觉，医生说我有腰肌劳损，开了巴布膏药贴身体右侧。但是把鞋子脱了，躺床上，就感觉左腿有紧痛的感觉，有时还会有麻的感觉，有时屁股也有痛的感觉。

这些都是小强来之前发给我的自述病情，来之前也让他自己在家先拉筋了。初诊的时候，他的主要不适就是腰酸，走路的时候承扶穴附近酸痛、脚跟疼，步行的时候感觉像踏在棉花上，穿有跟的皮鞋走不到100米就受不了了。

在拉筋凳上好好拉了一遍筋之后，进行手法复位。先把胸、腰椎的错位全部复位。检查尾骨也有问题，于是又给他拨了尾骨。问他感觉怎么样？他说已经能够脚踏实地，不再有轻浮感了，只是腿还疼。随后我沿着膀胱经，用棒敲击了一番，特别是大腿根部，调出了一堆的青紫淤包。第一次治疗完毕，我便陪同小强下楼，到隔壁的中医学院大院转了一圈，足足走了上千米。

第二天来的时候，说早晨起来的时候，感觉腰部还有点僵硬，行走一会儿之后，左大腿承扶穴处及右小腿有扯着筋的酸痛感。治疗：先是胸、腰椎手法复位，棒敲大小腿胆经沿线，着重筋紧酸痛部位，又调出许多淤包块。随后我们再到中医学院大院转了一大圈，他的感觉比昨天更好，又走了上千米不止，只在最后感觉小腿偶尔稍有一点酸。

第 3 天，早起扭腰活动的时候，听见腰部有响声，接着行走一会儿又觉得左腿髋关节处及右小腿有扯筋的酸痛。应该是他的骶髂关节又错回去了。治疗：腰椎侧位推扳手法，棒敲击左环跳周围和右小腿酸痛点，调出一些淤包。言谈之间了解到，原来夏季天热的时候小强在家长期使用微风扇吹着睡觉，更严重的是还经常在腰背处贴上一块湿毛巾，然后再用风扇对着吹，以此纳凉。难怪身上湿气、寒气那么重，几乎稍有不适的地方都能拍出一堆青紫的淤包来！针对这种情况，再用大排火罐，全腰背拔了个遍，真是一片暗紫非常吓人！不过到这时小强的感觉，已经是基本好了。

第 4 天，再进行了一次全套的手法复位巩固疗效，胸椎、腰椎、骶髂的错位，从原来的连串复位声，已经减少到很少的几声了。用棒敲击了小腿的承山穴又调出了少许淤包。好在推荐他住的酒店里有天然温泉，每天都能好好洗洗，活活血驱驱寒。几天下来，尽管每次敲击都疼得他嗷嗷直叫、一头大汗，但就是这忍住的敲击疼，才让他告别了缠身的病痛，又重拾久违了的轻松。

从这个例子看，虽说是踩背触发了急性错位，但实际上长期使用电脑的工作环境，埋下了筋缩和错位的伏笔（久坐必筋缩，筋缩易错位），捂着湿毛巾吹风扇等不良的生活习惯更是帮凶。一个月后在 QQ 上：

我：小强最近可好？

他：由于工作得不到休息，但是坚持拉筋。

我：嗯，贵在坚持。

他：是啊！

我：腿脚好使了吧？

他：也坚持做一小段的少林易筋经。

他：好使，但是开车久了就不舒服。

我：嗯，看来虽然跟之前比已经大大改善，但还得继续努力。

他：是。

我：今年夏天可得注意了，湿毛巾、风扇、冷气都得小心哦。

他：是啊，现在我非常注意这方面了，不能受凉。

我：那就好。

他：谢谢！

大妈的膝盖骨质增生和司机的颈椎病

吴　健

医生介绍从晋江来的腰腿疼病人治好后没几天，媳妇就带着婆婆又找来了。大妈55岁，由于农村条件差，加上早年辛苦劳累，大妈看上去比较苍老。去医院检查说是骨质增生引起的疼痛，需要静养，开了一大堆药，也没啥改善，十几年来多番治疗效果都不好。现在是平时下蹲就困难，每天走动不到1小时，膝盖酸疼的就受不了了，站都站不住。

弯腰检查，筋缩得厉害，痛苦地坚持了20分钟的拉筋。手法矫正胸椎、腰椎的错位，复位弹响声连串。下了治疗床活动，顿感全身轻松，膝盖也没那么酸疼了，但下蹲站起还是无力。鉴于病人的年龄和耐受力，我用棒也只能从轻到重慢慢敲了。先是右膝盖，敲了一会儿就调出了一大堆的淤包，下治疗床试了试，能蹲下去了。让已是满脸笑容又有点迫不及待的她休息了一会儿，接着再拍左边，也是青紫疙瘩一大片。

请她下治疗床，再试试，已经不用人扶，自己可以蹲下站起了。为了让她能够好得再彻底一点，再次请她趴着，把双腘窝也敲了个遍。最后在大腿膝盖上下胃经沿线也敲了敲，这才结束。憨厚朴实的大妈乐呵呵地合不拢嘴，不停地在屋子里来回走动，蹲下站起，惊喜地享受着这久违的轻快。其实这就是经络疏通的效果，中医的理念是那么的注重经络，经络不通则百病丛生，痛则不通，经络通畅就意味着通则不痛。

开车来的司机在一旁看了，虽然搞不懂何以会有如此奇效，但也觉得机会难得，凑过来问他的颈椎病。原来他就是职业病，几乎我认识的每个司机都有这问题，颈肩酸疼。每天窝在那狭小的空间里，夏天还都开着冷气跑，不难受就怪了。

于是我让司机趴上了治疗床，矫正了胸椎的连串错位，尤其是高位胸椎，随后再做颈椎复位手法，左右都是连串复位声。接着让他脱去T恤，用棒敲击两侧颈肩，不一会儿两侧沿线已经调出一连串的淤堵青紫包。接着用棍针把颈肩周围僵紧的筋理松，然后再把可能没敲透的地方用真空气罐强力短时地拔了一遍。

一路下来疼得龇牙咧嘴的他，终于可以放松了。我让他再找找还有什么不舒服？他站在那儿摇头晃脑、扭腰耸肩，活动了好一会儿，笑着告诉我：没了，除了皮肉有点疼，一点难受都没有了！我笑道：皮肉疼是正常的反应，过几天就好了，回去一周左右青紫包块也会全部消退，平时自己多注意，开车累了停下的时候要经常活动活动，车里的冷气不要开得太大。

意料之外，却收获甚丰，3 个人开开心心地回去了。

10 个月时间过去了，前几天跟介绍大妈来的医生通电话得知，大妈现在一直都很好，行动自如了。

打过封闭后的膝痛

项 燕

老人今年 62 岁，年轻的时候就有膝盖疼，早在 20 多年前就曾经去医院，双膝都打过封闭针，可是问题却始终伴随着他。年龄大了，左膝疼也越来越严重，近段时间痛得很厉害，走路时觉得左膝内侧拉紧，活动膝盖关节会发出响声，上厕所时勉强蹲下去后半天都起不来，有时急得直掉泪，是种从膝盖里面传出的疼痛，让老人觉得是骨头里面长了东西。

第一次来时，外表上看去老人的腿略显消瘦，膝关节无红肿，弯腰时双手下探才到膝盖位置就感觉有筋拉扯着，下蹲不行。因筋缩厉害给予拉筋与棍针治疗，当时感觉有点效果，但次日来诉又不行了，并自诉曾打过封闭又有多年病史想治好可能没那么容易。

这时朱老师来电话，告诉我用他从香港带来的棒，棒击法治疗膝痛，并事先同老人讲清楚，棒击法治疗会有瘀斑，那是血管内堵塞的瘀血，不是敲坏了。他愿意治疗，左膝用短棒敲了十几下，内侧开始出现小瘀斑，几分钟后膝前、内侧、外侧全是！治疗时老人嘴里还重复着好多年了这病，充满怀疑的老人想休息一会儿，于是我就让他下地，蹲下去试试看，很快地，他的表情由惊讶转为惊喜！直呼：“神了，真神了！一点不痛，原来半天起不来，你看你看……”接着再治疗时老人就配合多了，棒击委中也是瘀斑一片，弯腰也正常了。看他开心的样子真为他高兴，现在每次见面他都要给我做蹲下去、站起来。

这个病人是第一个被我棒击治愈的病人，那种效果真是立竿见影，这是我在卫校学习期间从未听说过的治法。多次向老师问起，都被告知：这是我师父的口传身授，没什么原理可讲。而朱老师自己的临床经验认为这是由于血管堵塞了，气血不流通，筋肌僵硬造成的。

老师常说，中医的外治方法，有很多是没有明确的理论，但却是有明显临床效果的治疗方法。不管什么病，只要用了以后有效了，把病治好了，这种方法就是好方法。而要知道这种方法的原理，必须要长时间在实践中运用，综合所得到的效果，有了深刻的体会，就能反推出原理。

所谓知其然不知其所以然，但行之有效，这种方法就是好方法！理论是需要通过实践，再探讨总结。由效果变成经验，由经验产生理论，这种从长期实践中产生的理论知识才是真正的理论。朱老师不喜欢硬把中医的理论强加在治法中，大家也不要用西医的理论来套这种治疗方法，灵活地运用这些好方法来解决大家真实的病痛才是为医的根本！

锻炼后冲凉水澡惹来的病痛

项　燕

俞先生，巢湖交警驾校的教练。近段时间出现左背部刺痛，甚至不能躺下睡觉，经同事介绍来我处。详细询问得知，俞先生左肩痛已有一年多了，西医诊断为肩周炎，自觉活动正常，没有接受西医治疗，平时坚持晨跑锻炼，但每每回家后就冲凉水澡。

检查发现，左肩胛侧缘稍有肿胀，肩胛内上角有压痛，肩井处隆起，左三角肌僵硬，肩前有压痛，左肩上抬内收时肩后疼痛。治疗时用长棒大面敲打背部，以左背部为主，随后再改用短棒坐位击打肩前、肩中与手臂。5 分钟后肩周围全是瘀斑，肩井处用短棒平敲十几下后也出了瘀斑。再活动时左肩舒服了。隔日再来告知，躺下时背部刺痛感没有了。3 次治疗后，自认为炎症的肩痛也消失了，原来吹风扇时左手臂需披条毛巾护上，现在也不用了。

俞先生因为工作，需要长期坐在副驾驶位侧身教学员，造成部分筋肌过度疲劳，现仍休息天过来松松筋，从而达到长治久安。

酒后当风

项　燕

张先生，40 岁左右。有个习惯，无论春夏秋冬喜欢晚上和朋友聚在一起喝几杯，喝完回去迷迷糊糊睡到天亮。半月前，又是和朋友喝完酒，次日醒来即觉左肩部疼痛，左手臂无力发胀，甚至连接听电话也疼痛难耐，睡觉也会痛醒。针灸、推拿、拔火罐均治疗过，每次刚做完感觉轻松，出门后就又恢复原样。现在每天早上要服用一粒长效止痛片才能去工作。

检查发现：左肩井处僵硬，稍肿胀，左肩胛内上角有压痛，左手臂上抬即觉发胀无力，肩关节被动活动正常。用短棒平敲其左肩井处，3 分钟后全是瘀斑，再改用硬棒大面击左肩前、肩中与上臂，也是大片瘀斑，之后活动一切正常，又用左手给朋友打电话聊了 10 多分钟，无不适，才起身道谢离去。

莫名的胸痛

项　燕

面点房老板，40 几岁。十几年前从单位下岗靠摆小摊维持生计，每日货物搬进搬出，长年累月落下背痛、胸闷的毛病。近两年改作面包点心，生意好了，问题却重了。每天半夜 2 点左右都会因胸闷呼吸不畅醒来，自我感觉随时有窒息的可能，遂去巢湖、合肥、南京大医院求诊，多种检查均无异常。也曾去做过理疗、推拿、照神灯、复位治疗，甚至自行于网上查找并购买药物口服治疗，均无好转。时间长了，家人疑其有精神疾患，不予理睬。乍看上去，除身体略显疲倦外和正常人没什么区别，只不过说话时情绪有点激动，偶有闷咳。

检查发现腰背部活动正常，无畸形，右肩部肩胛区有一较大包块，质软，边界不清楚，压痛明显，活动度尚可。但每次治疗时只有一二下复位声，疑其有漏掉不全面。改用朱老师的胸椎按压法有多下响声，再给予背部火罐活血祛风，并嘱其回去勿搬重物，要睡硬板床。隔日来告知已经舒服点，但夜间仍有胸闷憋气，再做胸椎复位无响声，改用长棒大面积敲击击背部，几下右背部即出现大块淤团，3 分钟后整个背部全是淤团。此时，多日来查不出原因的担惊受怕与家人的误解在瞬间全化作泪水释放出来，连续两次棒击治疗后，病人表示睡眠质量很好，以前的症状消失，想巩固治疗一次。

张老板从搬小商品到整大袋面粉、白糖，长期过劳而伤，引起背部大面积淤血影响呼吸肌功能，所以必须调整工作方式，工作可以卖力气做好，但过了头就不好了，健康没有了，一切皆空。

从厨师到老板后出现的双手麻

项　燕

一个不到40岁的年轻老板，最近半年发现自己双手发麻，特别是每次给客户结账数钱时两手麻很明显。平时没什么体力活，挺注意保养身体的，几乎没有不好的生活习惯。

检查时弯腰双手可以点地，腕部活动正常，颈、肩、背无不适，双手臂与肩背部筋肌尚软。既往颈、肩、背部也未出现过不适，颈、胸椎复位没有响声。用棒敲击治疗，双手臂前后内外侧全是瘀斑，双手背也出现几块如黄豆大小的瘀斑。后经追问得知以前在大饭店做过多年厨师，经常双手在冰柜里拿冷冻食材，长时间积累造成寒凝血滞。经过棒击治疗后，手臂血液循环正常了，自然也就不麻了。

棒击治胃病

王永梅

本人是内科医生，有幸随朱老师学习棒敲击疗法。用师授理念及方法治疗胃痛，疗效较单一使用针剂、药物明显。现记录在此，与同道分享。

选择适应证：治疗组25例，其中男16名，女9名。年龄介于

18～68岁，病史1～35年。

共同点：持续胃痛，且多为攻冲作痛。用内科中西药治疗时有缓解，但停服药物复发。脊柱不同程度变形，肌肉僵硬。腹正中线有条索状硬条，按之极痛，正如朱老师所说的筋缩。

治疗方法：用棒重击背部，从胸至腰，再在触及最硬的部位轻敲，为巩固疗效，再加以朱老师所传独家秘方：刺猬皮，佛手，香橼，木香，青皮，陈皮。

注意点：严重脊柱骨质疏松者禁用，曾有过肿瘤病史、骨结核病者禁用。敲击的力度据患者的个体差异而定，原则是以患者能承受为准。

病案1

李虎，男性，30岁，2010年8月10日就诊。自诉胃痛半天。患者晨起后在菜地拔草，1小时后觉有一股气从下腹上冲，顶至胸口，疼痛难忍，乡医称胃痉挛，给予654-2注射治疗，无效，即到我诊所。诊时患者以手捂上腹、弯腰，在家人搀扶下进入诊所。面色青紫，神态极痛苦，触剑突下发硬，叩鼓，背肌紧张。用硬棒重击背部，皮色变红，轻拍胸椎第8到第12节，重击两腿外侧，足三里打前后不到5分钟，患者痛减，下床后活动自如，称我的棒是魔棒。

在收集的病例中，急性患者均不需用药，棒击1～5次愈。与临床中针刺、药物治疗比较，起效快，治愈率高。

病案2

张林，男性，40岁。阵发性胃痛4年。4年前因饮酒过量而致呕吐，之后，稍食不慎即胃痛，待胃中食物吐出后方可自行缓解，用中西药治疗均无效。刻诊：面红赤，体胖，卧床可见明显拱腰，脊椎两侧肌肉呈板状。腹胀大如鼓，难触及胃脘。诊断：胃痛（食滞）。用棒击背部，从胸椎至腰椎，由上而下，再站到患者两侧横击，击过的皮肤泛出豆大紫色斑块，因患者极恐惧，只轻敲足三里穴。敲毕，患者称，击时痛，而痛过全身轻松，胃痛消失，有饿感，在场陪诊人都觉得神奇不可思议。复诊时，患者述，击后两小时排便通畅，腹未痛。为巩固疗效，用上方与保和丸。

病案 3

李贵宾，男，20 岁。因与人争吵后胃痛一天。晨起与人吵架后，自觉有气上攻至咽部，自认为体壮没做任何治疗，下午不能进食，稍食即觉上腹有硬物顶。诊时面黄，精神萎靡。查体:腹拒按，背肌紧，用棒击背部、大小腿外侧。下床后，打沉重的嗝，随后痛减，人也有精神了。未进行其他处理。

病案 4

李风英，女，68 岁。胃痛 20 年。20 年前因参加农业劳作，饮食无规律而致胃痛。曾经中西治疗，时好时坏，不能痊愈。亦曾在我诊所用埋线加中药治疗只能缓解，听说我现在用棒击治疗，想来试试看。

查体：背部肌肉硬如板状，腹正中线从剑突下至耻骨联合有如 2cm 宽之硬条，触之弹性很差，弹拨时有弹响声，患者疼痛难忍，考虑年龄较大，用轻敲法在背部进行慢节奏敲打，治疗约 10 分钟，患者要放屁让我稍等。待患者从卫生间出来高兴地告诉我胃脘舒服，这种感觉好像是肚里的东西被全部拿走。

因胃痛时间很长，故嘱其隔日诊疗 1 次，并开上方加二陈汤 3 剂。第二次诊时患者感觉还有疼痛，但背部肌肉及腹部硬条状物稍变软。按上述治疗 10 次，约 1 个月。患者症状及体征消失。

体会：棒击治疗慢性胃痛均有效果，急性胃痛多 1～2 次即可治愈。慢性者据其病情不同，需多次治疗。选择适应证很关键，手法同样要据患者体质，辨证应用。

棒击治疗冠心病体会

王永梅

我的家族有冠心病患者 10 例。学习棒击疗法后，就想着是否可以作为治疗冠心病的一种手段。带着这种想法选择了我家人进行治疗。

病案 1

大哥王平顺，57 岁，是严重冠心病频发心绞痛患者。患冠心病 10 年。发作时，更是疼痛难忍，常用硝酸类药物缓解疼痛。每年要住院治疗 2～3 次。2010 年 3 月在北京安贞医院诊断冠脉有 3 根 70% 堵塞。需做搭桥手术，因床位紧张，我就给予中药治疗。患者感觉心绞痛发作次数减少，程度变轻。这时候他对中医治疗有信心了，坚持服药一年，做冠脉造影有 50%的通畅，专家说这种状况可免手术。因他对中药治疗配合积极了，我就给他进行埋线、拔针等方法治疗，均有疗效。2011 年 3 月，我学习棒击疗法后想用这种方法给他试试效果，更想知道棒击疗法更深的治疗意义。

第一次在心包经上敲打，沿经络进行，出现大块黑紫色斑块。隔 2 个月进行第 2 次治疗，仍出现上述斑块，也有了明显效果，睡眠时间变长，质量好。在未进行棒击治疗前，气候变化前有心前区疼痛，经常感觉胸口憋闷不可入睡。

受治疗胃病的启发，在背部寻找敲击点。在胸椎第 2 至第 8 节椎旁触及极硬的条块状物，先用棍针拨，再用棒击打，患者即觉全身轻松，似胸前有物被取出。第二天，重复上述治疗，10 天未发现胸前憋闷现象了。

病案 2

父亲：申会年，84 岁。患冠心病已有 20 年。心电图提示心肌缺血，房颤，一直服用北京安贞医院西药，但近一年稍疲劳则双下肢水肿。当时就想棒击能否改善心血管？就小心翼翼地冒险为自己的亲人先治疗了。因父亲年事已高，痛苦忍耐力差，我就在背部寻找硬块、痛点，进行轻敲，疗效出乎我的预料。第二天，下浮肿减轻，只踝关节稍肿，效不更方。行第二次治疗时力度较前增加，父亲称击打力重但痛感较第一次轻，因我要回县城，仔细反复教母亲用棒方法后，嘱母亲每天给父亲找痛点、硬点敲，10 天后，母亲欣喜告诉我，踝关节肿消退，已能步行 7 华里路。

体会：总共治疗仅有 5 例，均有不同程度的疗效，棒击疗法对患者不适症状改善均很明显，特别是大哥王平顺是严重冠心病频发心绞痛，经 4 次治疗能停服药物实属奇迹。例 2 中我父亲是 84 岁心衰患者，能因专业者棒击 2 次，业余者背部敲打将心衰纠正亦是奇效。说明棒击疗法对心血管治疗是有效的，棒击治疗范围及疗效有待今后临床不断地挖掘。

第三章　口传心授

致病因素篇

疾病，大部分来源于平时的积累，特别是生活中的一些细节问题。日积月累，便慢慢形成了病，找不到原因，慢慢又变成了重病、怪病。下面大致说一下容易致病的几个因素，希望能够引起大家的重视，减少得病的概率吧。

一、空调的应用

空调是个好东西，冬暖夏凉，现在的家里、办公室里都有。特别是大夏天，外面好热呀，出了一身的汗，一进空调屋，那个凉快，有的朋友甚至会跑到空调底下去吹，殊不知风寒马上从张开的毛孔钻了进去，而冷气使毛孔收缩，风寒就憋在了体内。或者常年坐办公室的朋友，守着空调，对着电脑，一天除了吃饭上厕所，不再动弹。慢慢地肌肉越来越僵硬，筋越来越紧，不知不觉，待到全身不舒服的时候，还会一脸的茫然：“我什么都没做啊，怎么会感到不舒服？”其实就是因为什么都不做，只是乖乖待在空调间而导致的。

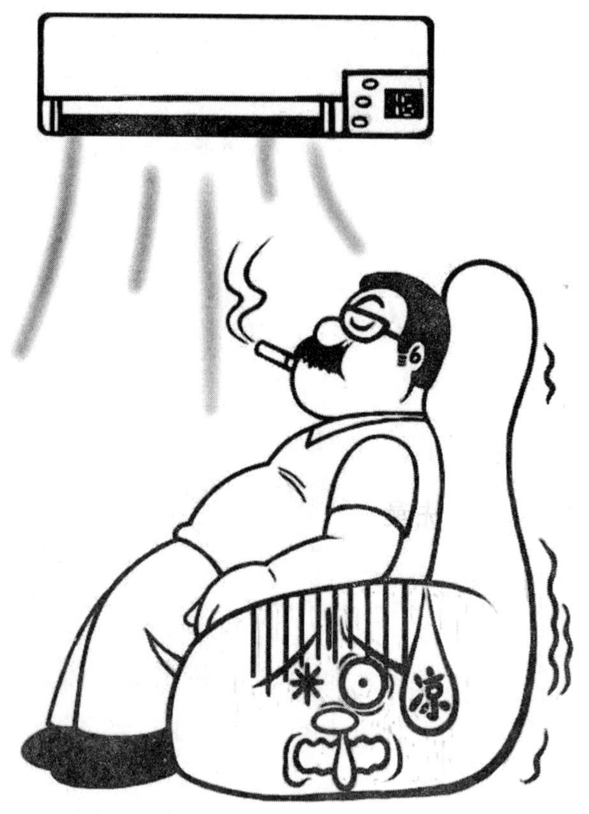

二、睡觉时开着风扇或者空调

在夏天很热的时候，我们除了白天打着空调、风扇，晚上有时候也就开着睡了。我们在睡觉的时候，寒、凉比醒着的时候更容易入侵。有点常识的还好些，知道不要让冷风直对着身体吹，可以让它吹到墙上，再反射回来。而有些人则不管，只图一时痛快，呼呼睡着了，醒来全身疼痛，出冷汗，去医院检查啥病没有，有的脑子转弯快，知道是受凉，有的则不知道。

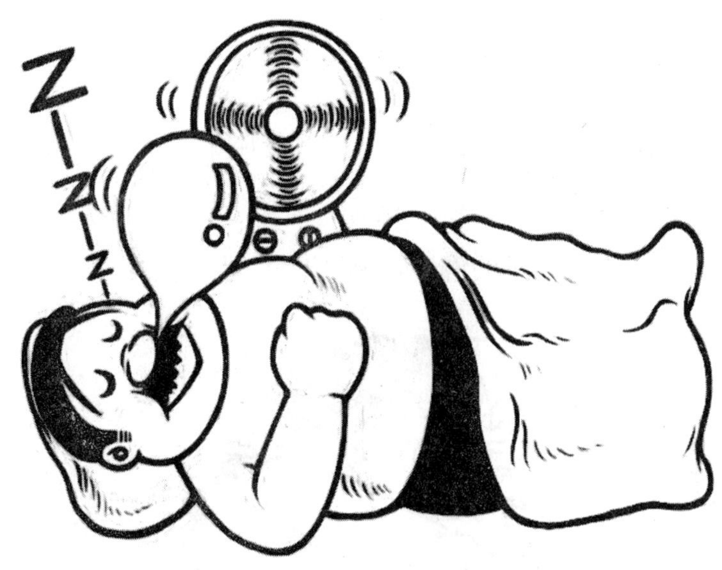

三、出汗后用凉水洗澡

这种情况多发生在年轻人身上，运动回来，或者大夏天从外面回来，一身大汗，冲个凉水澡，很爽！还有一种情况，家庭妇女，用冷水洗衣服，夏天的水很凉，可是人们因为天气热，往往不注意，却不知刺骨的冷水对骨节的破坏力有多大，到时候手关节疼痛，患风湿、类风湿疾病都不知道是怎么回事。

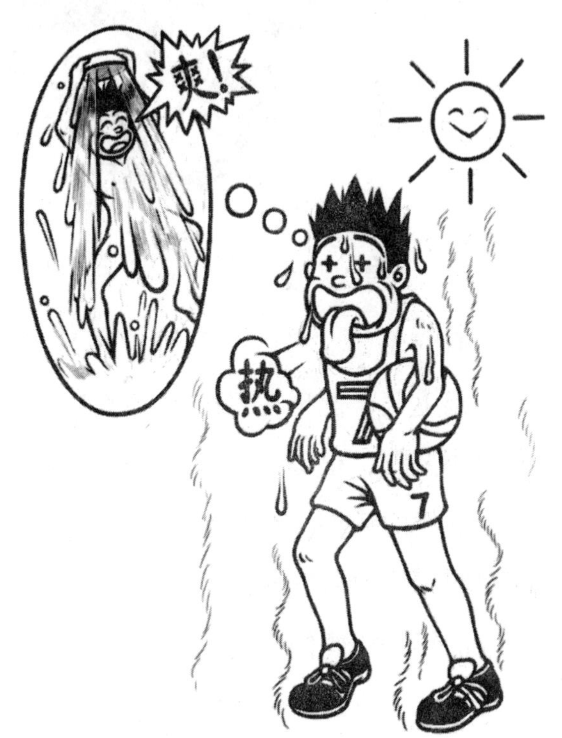

四、骑摩托车、电动车不保护关节

这个致病原因大部分人都知道，骑摩托车、电动车很容易使风寒侵入关节，久而久之，导致了膝盖、肩关节、肘关节疼痛。所以不要因为距离近，或者一时的懒惰怕麻烦，而留下病根。

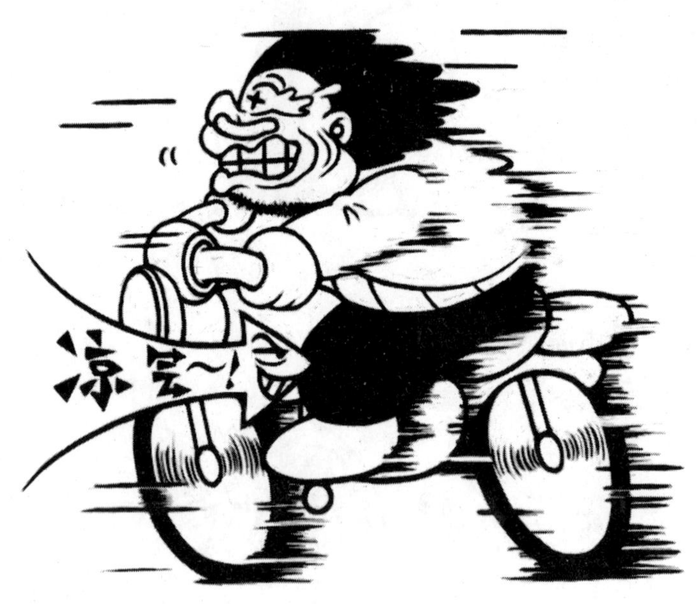

五、“爱美”之心

有句俗语“冬天不穿棉，冻死不发冤”。古往今来人们都知道，会冻出毛病，但现在好多的年轻人，还是喜欢低腰裤、露脐装，感觉露出小蛮腰，很美；露出小肚脐，很性感。却不知就此种下腰痛、腹痛、痛经的病根。腰腹本来是女人应该特别保护的地方，腰腹部受寒凉更容易导致寒气滞留，气血运行不畅，引起各种各样的问题。而坐月子的年轻妈妈们更要注意了，老一辈留下来的坐月子习惯，不要笑它土，其实真的是优良传统。

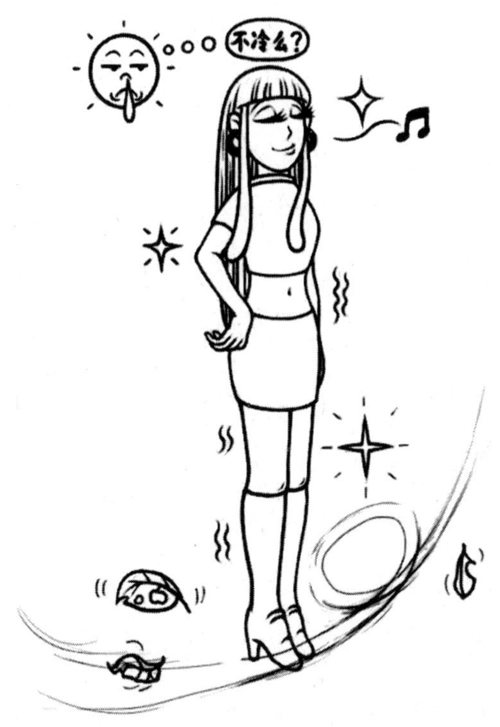

制棒技巧

45 年前李锡九老师用桑枝棒击，我只是看过，并无亲手用过。一次偶然的机会得到了一支塑料棒，两头有球形头，拿来使用已很自然，后来想起李老师的桑枝棒。他用的制棒材料原是桑枝，枝干像织毛线的针那么粗细，长是尺半、去皮、晾干。适当的采剪季节是秋天，万物、树木都是秋收之时，枝有弹性。棒的组合是 30 根左右，枝去皮后用棉绳结扎在一起，然后用棉质细帆布做成长套套起，包起两头用针线缝好，30 根枝不宜太紧。后来我比较过柳枝和桑枝，桑枝中空，柳枝全实，柳枝的弹性较桑枝要好。但桑枝或柳枝棒的缺点就是不耐用，用不了几次棒头就碎裂了。中间我有用过塑料棒，太沉，又用过竹枝，慢慢地不断改变。

目前的棒主要是用竹条、塑料条组成，竹条有粗有细，有宽有窄，根据做不同的棒选择不同的材料。棒的形状有长有短，长的60厘米左右，短的40厘米。棒的分量有轻有重，弹性有软有硬。棒的柄，自己的手能握实为度，棒的头要包裹毛巾、胶布、塑料等，根据不同的棒用不同的包法，还要用粗针缝在一起。竹条要分开，有的用胶带缠在一起，有的用线绳几支几支的分开，分的时候要掌握好重心，不然即使做好了，一用就打偏，没法用。然后再用粗布做一个套，给棒穿上合体的衣服，不能“肥”也不能“瘦”。

好了，一支棒完工了。从外表看起来很简单的一支棒，其实“内心”是很复杂的，所以我在这也只能说个大概。做一支棒经常需要几个小时的时间，要一边做一边试，打不同的地方，要做不同形状的棒，将自己的感觉混合在里面，做出来的棒才会顺手，才会好用。

用棒技巧

敲击法可分为：点击法、面击法、大面击法。棒头先点击到皮肤是点击；棒头后面的1～2寸击到皮肤谓面击；棒头后2～6寸着背八髎谓大面击。看易实难，它不是三两下就能打好、打对的，这要有一定的内气功（内力）。

不会使用的必须在家中练习，比如，点击法，主要是用腕力，而且不需用大力，轻力即可，有点像和尚敲木鱼的感觉；面击，要用上手臂的力量；而大面击则是需要整个人都活起来，力通过背、肩、臂、手传到棒上。在敲击的过程中，要慢慢感觉棒是身体的一部分，有了这样的感觉以后，那棒在你手里就活了，爱怎么用就怎么用，硬棒软打，软棒硬用都可以。掌握和明白这些道理，才可以用棒给人看病。因为每个人的身体状况不一样，而且用棒击不同的地方，需要用的力也不一样，力透下去几分，都在自己的手里掌握，心中有数，方可为病者治疗，不容易出危险，效果又好。这绝不是一步登天的事。

棒击的原理就像弹棉花，张弓弹动，棉花就会松开，然后一张棉被的所有棉花就一步一步地全给击拍弹松了。

棒击疗法就是通过棒的点、面、大面击，使皮肤下面僵紧的肌肉一点一点地松开。由于长期错位，筋肌僵硬的病者步履活动困难，弯腰时两手离地 6 ~ 10 寸的很多，光用拉筋虽有用，但就是慢一点。经过一遍棒击，不到 10 分钟的时间，背、腰、腿的肌肉可以松很多，甚至完全松开，这时病人身上气血就活了，自然也就舒服了。

棒击是一种可轻可重的治疗方法，严重的步履困难，直不起腰，有不能屈膝下蹲的，也有全身无力、精神疲倦、四肢冰冷的，还有肩周炎等等，都在此范围。对于病重者用的力较大，保证力道透皮入肉到骨，要求是既不伤皮肤而力入肌肉到达骨头，但不能伤骨。说易做难。如不肯下功夫天天勤苦练习，只能是花拳绣腿，外有其表内无其用，好看不中用。多病体弱者少用，最好不用，最多是轻轻敲击，放松一下肌肉，让他舒服一点。重病者四肢发冷、气血运行不畅、全身不适、神情呆木，医生不下真功夫恐难有效。若要棒击行气活血必先把体内的风、寒、瘀祛除。所以在棒击治疗后如有气血运行不畅者，会有瘀血块出现，不是从皮肤里出来的，而是从血管里出来的，瘀出病可缓可愈。当然也可用化瘀药外敷，一般过几天自然褪去。

风寒入骨，气血运行不畅，流动阻滞，形成气滞、血滞。出现怕冷、痛、全身筋缩，颈肩腰腿疼痛、麻、痹、无力。周身是病，痛不欲生，中西医束手无策。拉筋、棒击、复位，辅以泡热水澡，吃羊肉狗肉、温养行气活血之中药，病可大愈。

棒击背部用力要拿捏到位，力透下去刚刚好，不要伤及内脏，包括心、肺、肝、脾、肾。力太大常有心、肺、气管、肝、脾震动感，夫人常问我棒击会否击爆内脏，就算不爆也会受伤吧？不错，先有此认识，就可以预防，背、胸部常用点击，或大面击，肾区及肝、脾区必须慎之又慎，这是医病救人，不是耍威风好玩。棒用好了治病救命，用错了伤人于无形。切记！切记！没有名师指点，往往会闯祸。治病为了救人不是害人，没有把握千万不要乱来，人命关天，没有指导不可害人。

每天练用棒，点击、面击、大面击，左右手各 10 分钟，拿棒击床、墙，前后左右上下都要击，做到随心所欲，轻重自如，高低内外一样，这是失传了 40 多年的东西，它与推拿相比各有长处。推拿 1 小时不如棒敲击 10 分钟，当然被击时会有痛感，忍受力各有不同，击完后会全身轻松，活动比未击时轻快多了。这是一样好东西，是宝贝。但不容易学得到，更莫说用得“得心应手”了，希望我的徒弟中能有人用好它。只要肯动脑，多想、多动手、多点吸收经验，日积月累，治病多了，使用的范围大了，经验必然多，方法也就多，疗效日渐见起色。

棍棒心得

棒和棍之分：棒是细枝，棍是粗棍。棍是打，击不仅是有目的打，而且棒之用具是多根细细的树枝集之而成，不是一根木棍，打易受伤，击可治病。最好之处是放松筋经肌肉，不伤皮不坏肉，力到骨但不伤骨。关键在于用者要拜师学习，学的是点击、面击、大面击，而且要知道何体位用何方法，哪里适合大面击、哪里需用面击、哪些部位只能用点击。

有病人周身僵硬、疼痛不适，腰扭伤好久没治好，痛得不能站、不能走、蹲不下、起不来的病人。有 15 年两膝关节僵硬不能下蹲的，也有全身紧痛四肢活动不顺，颈、肩、背、腰、臀、大小腿绷紧的，一次拉筋、棒击后缓解大半甚至痊愈。真是不用不知道，用了吓一跳，此棒太神了！肩周炎 84 岁老人，棒击一次就可以活动自如，手臂上举正常。一位 52 岁的老师肩关节粘连，左臂只能上举 150 度，活动困难、夜眠痛醒，第一次棒击就可以上举 180 度，直臂前后旋转大有改善。

用了此棒，治好了很多奇难杂症，不可思议！此法可以自练，但不能抓棒就打，这需要老师传授。棒击姿势不好、用力部位不对是会打伤人的。病者身体的气血运行不畅，流动不顺，所谓通则不痛，不通则痛。要治诸症首先是行气活血。可以行气活血的方法很多，针灸、推拿、拔火罐、棍针、内服中药等等，这些都是千百年流传至今的好方法，但有的病者久病、气虚体弱、筋肌僵化、活动受阻，动则痛，全身绷紧，上法都已用过，只是一时减轻，不能解决根本。然而一经敲击全身，立刻全身松了，就好像年轻了十几岁。既然是肌肤僵硬，全身绷紧，那必然是血液滞流。这真是气滞血滞，要想气行血活，就必须用最快最好的方法。拍打要几小时，可以引出於痧，时间长见效慢，棒敲击几分钟全身气血就可以运行，於痧随之而出，全身立刻松了。

李锡九老师的桑枝棒我终于找回来了，我现在才开始明白此棒的神奇功效，这不是一样普通的东西，这是国宝，是真正的宝贝。希望不久的将来，人人有一棒，个个能强身，既可以帮老人，又能治病人。有病治病，无病保健，真是好东西。

两位年近60的的士司机，都是左半身僵紧，颈部活动不自然，左手脚麻痹，假期休息就好些，弯腰离地八九寸，二位都是高大身材。当然先仰卧，两腿拉筋各10分钟，每人下垂的脚下要垫上5寸厚的脚垫，他们一直在问还有几分钟，拉得全身流汗。由于二位都是1天10小时地开车，所以没有让身体舒展的机会，胸腰椎全僵硬，手法做不成，怎么办？只有棒敲击，肩、背、腰、臀、大小腿顺着敲击，来回数次，下床后都说松很多。颈肩部也是一样，先做颈椎手法全有声，再敲击肩颈部（是点击），起身后，两人都是同一句话，舒服很多，头可以转到看到后面了。二位都贪心，都是希望我再敲一遍："我们做司机的来一次不容易，烦劳朱医师辛苦了。"举手之劳，最多再用两分钟就完成了。

又问："何时再来，我在外面看了不少中西医，没有一位有如此功效，能让我们再来吧？"

朱医师："这是职业病，想全好就难了，回去自己每天拉筋，每条腿各10分钟；站立上举二手，放在门框上拉两分钟，坚持一段时间看看有用否！然后再通电话，我是换肝的人，今年70岁了，每天只看两小时的意思是少操劳，保住这条老命，帮助一些真正有需要的病人，希望你们能少来就少来，争取自力更生。"

吹嘘的包治百病

为医者，以一种治疗方法，偶然治好了一种病，但仅一二例，这只是碰巧罢了，不能说此法能治疗某某病症，甚至吹嘘包治百病，这会造成误导。最近经常有人来我诊所问我：前列腺、妇科、肿瘤等病症是否拉筋、敲击能治愈。我回答他们我不知道。拉筋是我发明的，此法可帮人锻炼、松筋、行气活血，但它没有那么神。

也有些民间中医，他们确有独到之处，也能帮到一部分病者。但有人以推广拉筋为名，目的是为了销售拉筋凳谋利，所以大吹特吹，只顾自己袋中胀饱，多赚点钱。他不是医生，他能吹，无知者无畏！他毕竟没有学过做医生，更谈不上治病，这本身就是无牌行医，见不得光。记住，一个什么病都能医的方法，什么疑难杂症都会医的人，应该是什么病都不是真正会医。看好了大吹特吹，看不好治坏了他不知自责。什么都能的反面是什么都不能，为了牟利热昏了头脑，那只能是招摇撞骗，要不得。好的医生懂得知难而退，诊断明确，先诊病再谈医病。大医先要有善心。

第四章　看不了的病

为什么在这本书里，有这样的一个篇幅，专写我不能医和医不好的病呢?

大多数的医生，往往只希望把自己的优点写出来，而把自己的缺点隐藏起来，让人感到你是个神医，这样名望就越大，病人就越多。但我不想这样，因为我做了40多年的医生，一直到现在，差不多每天都有不能看、不会看和看了未好的病。我想把这些东西都如实的写下来，让大家了解得更多、更真实、更全面。

基于这个想法，所以就有了这个篇幅。一来对看书的读者是一个提醒，我不是神医，不是什么样的病都能看。不能看的病人，也不必花费精力、财力到香港来找我。二来对自己也是一种鞭策。看到自己的不足，就会促使自己去动脑筋想办法。当然不能说肯定会想出解决的办法，但最低限度上对自己有一种鞭策力，让自己更有上进心!

对于年龄太大的，超过了70岁，我就会有选择性的去看，因为我的方法有的老年人不一定能受得了；骨质疏松的，用我的方法很危险，根本就不能看；癌症做过化疗、电疗的，骨头已经脆了，也不适合；脊椎侧弯、S弯的，我现在还治不好。

我在这里把这些问题跟大家讲一讲，让病人本身和家属都多个了解。我的治疗方法是有局限性的，更不是万能的！

骨结核的病人

一位中年男子，从医院来到了我的诊所，坐在客厅里，很特别地穿着一件塑料背心。从他一进来，我的一位学生就对他很好奇，询问他那里不舒服。他说："我是骨结核，在医院里医生说没有什么方法帮我医，我知道朱医生的医术很高，所以特意从医院出来找朱医生，想让他帮我看看，究竟有没有什么方法可以帮到我。"

我的学生开始帮他把背心松开，刚好我从里边走出来，看到后赶紧制止了他："不许动，不要动！骨结核是因为他的骨头架子撑不住，才穿的背心，你把他前后的塑料板拿开，会散架的，那样后果将不可想象！"

学生很紧张地看着我，吓得不轻。我对这位男士说道："你的病在我这里是无法治疗的，我没有对你这种病治疗的方法。"

他表现得很激动，说道："不，朱医生，我是对您抱着很大希望来的，只要您能想想办法，让我好起来，让我怎么样、花多少钱都行！"

我跟他解释，对于这种病症，医院里才是最安全的地方，我这里的治疗方法是毫不对症的，而且中医对这样的病也没有好的办法。治疗这种病不能把希望放在我或者中医的身上，我并非你们所说的那么神，也有我治不了的病。

我表示遗憾。嘱咐他的家人要小心地将他送回医院。送走他们，我交代学生们，以后对病人不能有太多的好奇心，他们的“奇装异服”或许就是他们生命的保护伞，一旦处理不当，恐怕后果难以想象。

压缩性骨折患者的腰痛

张女士今年 60 岁，去年 7 月份撞车摔倒在地上，造成腰椎第一节压缩性骨折。住院一个月，才能下床走动。现在坐的时间久了就腰痛，不能弯腰。

拉筋 20 分钟后，请她趴在床上给她检查，她的背是僵硬的，腰椎第一节摸下去是凹陷的。用棒轻轻敲她的背，她说很痛！

我马上住手，并告诉她：对不起，我无法再帮你治疗了，你起来吧。

她很困惑：为什么您不帮我治疗了？

我说：我现在轻轻给你敲，你都很痛，我要是用棒击你，你就更受不了。你还是用腰封吧，有时间的时候，自己在家拉筋。还要注意不要坐软凳，也不要睡软床！你就不要再来了。

她很伤心地问我：朱医生，我就没有希望了吗？

我告诉她：也不是没有希望，压缩性骨折，需要慢慢恢复，慢慢好的。

她哭了，而且是那么伤心，我安慰她：不要哭，我不是不帮你。而是帮不了你。

一般的骨折愈合期是 2 个月，但她的情况很严重，给她轻轻敲背，就震得她感觉很疼，所以根本不能给她做。我们做医生，一定要小心谨慎，凡事做到心中有底，千万不要好心办坏事。

陕西来的老夫妻

从陕西坐火车特意到香港的老夫妻，都有六十多岁了，看上去就是常年劳作，很勤快的人。

女的膝盖肿胀，两手也胀，她告诉我："平时手胀得用不上力，膝盖肿痛，走平路还可以，上下楼梯或者走路时间久了，就会疼得受不了。"问我是否能看？

我说：这个毛病很难看，因为你来就是几天的时间，再说你这病不是敲敲打打就会好，即使要看也要有相当长的时间。

她：有没有药可以吃？

我：就算用中药，也没有那么快。

她：那您是怎么看的？

我：像您这样的病人，一个要用棍针刮，一个要用棒敲，你都六十几岁了，来香港这么短的时间，真是没办法帮你，还是不要花那么多钱啦，你跟你的儿子到处看看走走吧。

男的也是六十多岁，他告诉我："孩子小的时候读书，每天都要骑摩托车接送，当地的风很大，时间久了，两个胳膊肘关节、腕关节都是凉的，手会颤抖，膝盖乏力，站久、走久都疼，上下楼梯也不方便，朱医生，你能不能救救我，帮帮我？"

我说："你这病是受了风寒……"刚讲到这，他的儿子就告诉我，他爸爸有羊痫风，现在还吃药控制着。我一听，就告诉他："我不能治你，我用棒一敲之后，你受到刺激又会犯病。”

他：我能熬得住，您就帮我治吧，朱医生。

他儿子：朱医生，您考虑清楚啊，他的病，很严重的。

我：我尊重你，我不看。这样的强刺激会诱发羊痫风的发作，我不收你钱，聊到这就行了。

因为下面还有等待的病人，他的儿子连连道谢，带着老夫妻离开了。

吃标靶药物的人

50 岁左右的男士，从外表看起来还好，身体胖胖的，他说：“我的两个肩膀又硬又疼，脖子活动困难。”当时我心里想这容易啊，只要小短棒在肩上一敲，瘀血出来就好了。

我很自信地说：“这个问题不难，马上可以解决。”

但他接下来说：“我的肠子里有疙瘩，现在在吃标靶药物治疗。”

我一听，哎呀，那我可不敢敲。对他说：“我不能治您的病。”

他问：“为什么不能治？”

我跟他解释：“你肠子里的不是疙瘩，是肿瘤，我的棒敲下去这么疼，而且你还在吃标靶药物，身体也会有变化，你不适合我的治疗方法，所以我不能医你。”

附：标靶药物治疗是目前最热门的癌症治疗方法，原理是希望针对癌细胞的突变、增殖或扩散的机转，阻断癌细胞生长或修复；或是抑制肿瘤血管新生，达到抑制癌细胞生长、促进癌细胞死亡、防止癌细胞扩散的目的。但是药物都有两面性，我担心治病的同时，会对骨质也有破坏，自己不确定的事一定不能动手，万一出现意外，后悔也已经晚了。

十几年前做过手术的脊椎侧弯

从广州过来两夫妇，女的40多岁，走路一颠一颠的，盆骨是歪的，右边高左边低。他说，他们从广州很辛苦的赶了过来，好不容易找到了我。希望我一定要给她尽心治疗一下。

她20多岁的时候脊椎开始侧弯，医生给她做了手术，里面加了一根钢条，当时告诉她两年后去医院取出来，可是她却懒得去取，十几年后才取了出来，可是取出来后，就慢慢地变成了这样子。

我告诉她，她的病不是我所能治疗得了的。

她说你可以用棒啊，我说不能用；她说你可以复位啊，我说也不可以；她说可以拉筋，我说可以，外面有拉筋凳，你可以去拉，我也不收你诊金。她就出去拉筋了，只是拉完筋以后，她的胸椎依然是僵硬的，盆骨依然是歪的，没有任何的好转。

装了心脏起搏器的老人

这位老人今年68岁，姓李，先前打电话来说，两条腿很紧，很不舒服，左腿尤甚，走路没有力气，我夫人判断她可能是筋缩，但是毕竟是68岁的老人了，我夫人一再犹豫他能不能禁得起我的治疗。老人却一再要求，不管能不能治都要过来我这里看一看。

老人来了之后，跟我说，他的腿又酸又胀，走不了几分钟，腿就站不住了。我请他弯腰试试，根本就弯不下，问他能不能蹲下去。他很沮丧的说道："那更要了命了，我最怕的就是去内地旅游，如厕多是蹲便池，太痛苦了。"

我拉着他的手，请他试着下蹲，最多到90度，便不能再蹲下去了。我把他拉起，告诉他这是严重的筋缩现象。观察他的身体还是比较健康的，就请他先出去做下拉筋。

上举的腿伸不直，下垂的腿需要垫很厚的垫子，拉左腿更是辛苦，但他还是很有毅力，一边拉筋，他一边告诉我他装了心脏起搏器。我意识到这样的病不可以用敲击法治疗了。

拉完筋后，请他仰睡床上，给他做横拉，很紧，只能拉至45度，大腿内侧的筋很紧，腹股沟内侧的内收肌也很紧，所以蹲不下。但限于他身体的条件，只能给他做拉筋。每条腿两分钟，拉完后请他下地，扶着他的手，请他下蹲，已经可以蹲下去了。

我告诉他针对他的治疗已经结束，回家后只要坚持拉筋就可以了。

他走到外边，自己试着弯腰，可以弯了，但离地还有很远。很少病人连腹股沟的内收肌都那么紧的，我问他是做什么工作的，他说，他是一名出租车司机，每天的工作量都在12小时。也难怪，这么大年纪，长期蜷曲在那么狭窄的空间里，出现这样的症状倒也不足为怪了。

他到底要干嘛

有一位姓李的先生从河南赶了过来，一过海关就打电话来，迫不及待的要过来。我夫人问了一下然后告诉他，从那里打计程车过来实在太贵了，到了酒店后再来也不算迟的。

他到了诊所，就对我说："3 年前，我从车子上下来，当时车子还没有停稳，我一脚踩了个空，头撞到了路基石上，昏迷了 3 天。医院拍片说脑颅里有积水，虽然将我抢救了过来，但从那之后，经常会脑子里突然一片空白，眼睛看东西模模糊糊，有时候就根本看不见，颈跟肩僵硬，胸口闷，老觉得有东西堵着一样，叹一口气'哎'一声，就会舒服点。"他一再说，他来的辛苦，让我一定要帮帮他。

他说的这些情况，我无法施治，只能拒绝了他。告诉他我无能为力。

他说："你可以给我拉拉筋试一下的吧？"我摇了摇头。"那复位行不行？"我说不行。他又说："给我用棒敲打行不？"我说："你现在的状态，不用别人碰，你的头就会时不时地一片空白，眼睛就会看不到，如果我再进行一阵敲击，你晕倒在我的诊所怎么办？！"

他一看我的态度很坚决，突然转口说道："那我不看病了，我很仰慕你，我想拜你为师，你收下我吧！"我问："你学过医吗？"回答："没有，但学了你的东西，我就可以帮人了。"我说："你以为我的东西那么容易学会吗？何况你说的话，我都不知道哪句是真哪句是假，我已经不收徒弟了，请你走吧。"

他说："我很出名的，也帮人家治病，可以从电脑上查得到的。"他还是东一句西一句，我不再理他，请他出去，他却坐在了门口不肯离去。

他在门口坐了大概有一个小时，还是不肯离开，我出去告诉他："我已经告诉你，帮不了你。这是我的私人地方，香港的法律你这样是犯法的，我可以报警请您离开，你还是自己走吧。”

他见实在是没有办法，也没有人理他，就说，我不能白来一趟，总要带点东西回去，你不是有书吗？我想要两本。没办法我卖了两本书给他，而不是送给他。后来让我的学生上网查了一下，却什么也查不到。

不能医的弹弓手

他是最后一个进来的病人，大概有50多岁，他填表后走进来坐下跟我说是傅先生介绍他过来找我的，傅先生说朱医生看病跟别人不一样的。

我询问他的病情，他说，右手的中指、食指握了拳以后，就不能自动伸开。说着他握紧了拳头，然后再将手伸开，但这两根手指却还是蜷曲的。面对他的情况，我只能向他坦言，他的病我无能为力，因为情形太过严重，这种病的名称叫做“弹弓手”。主要症状就是活动不能自如，多是由于握拳、拿工具用力太大，抓东西太紧，久而久之所形成的。这种病症多在打网球、打高尔夫球的人身上出现。轻度的可以做手指拉筋，或用棍针来刮，但他的症状已经比较严重了，很遗憾，我也无能为力了。

这一次我也无能为力

张先生今年36岁，20多岁的时候就是我的病人，念大学时学的电脑专业，他的电脑应用水平极高，一天到晚的守在电脑跟前。颈、胸、腰椎经常疼，我那时候还没有用棒敲击，来到我这之后就是拉筋、复位，然后用棍针刮。每次来都说我虐待他，小小的棍针刮得很痛，但每次来疼痛都有好转，所以有段时间基本上一个星期来一次。从上次走后已经有很多年没来了吧，今天走进来，我一看已经是大人了。他看到我就说他的颈、背、腰很不舒服，看了脊医后，感觉很不对劲，还是过来找我了。

问询了一下他的工作情况，知道他依然在做着电脑这一行，就警告他说，这样的工作环境中工作久了，会导致颈背僵硬，腰也会僵硬。我检查了一下他的背，果不其然，已经寒背了，可他才 36 岁。

我让他弯腰，手掌是可以着地的，因为他有我的拉筋凳，每天都有拉筋，但依然还会不舒服，应该是跟他坐在电脑跟前时间太久，而又长期吹冷气有关。

我用拳头敲他的背，发出了“咚咚咚”的声音，像是敲在水泥墙上一样。给他做按压胸椎，做不了，背很僵硬。腰椎也做不了。我用一支重棒，敲他的脊椎，这种重棒，一定要有经验的人才能用。他起初见我举着那么大一只棒很不放心地对我说：“你还不肯放过我啊？”我跟他解释，他的背腰都僵硬了，敲击之后，或许会有所帮助的。给他敲了几下，他的寒背有点下坠，但完全打平是不可能的了。再做腰椎，右侧可以做得到，左侧无声，做胸椎，还是做不了手法。

请他起身坐下，给他做颈椎，一点声音都没有，因为他平时很喜欢自己给自己复位，脖子都松了，我也就不做了。我跟他说：“我能帮你的也就这么多了，你下次不用再过来了，我已经没有什么可以帮到你的了。”

他突然显得很焦急地说：“您是我唯一的希望，这十几年了，一直是这样，这次来你怎么会这么说呢？”

我说：“人是会老的！而且你的工作太辛苦，面对电脑时间太长，又吹冷气，这么年轻，已经寒背了，不是不帮你，是已经帮不到你了，你可以自己回去让家人帮你做横拉、背拉。外面桌子上有照片，你拍下来，让家里人帮你做吧。如果实在受不了的时候，再回来找我。

他显然很失望地离开了，看着他的背影我很遗憾。唉，这么年轻，就已经寒背了。有些日常生活中长期形成的病症，真的不是任何医疗手段可以治愈的。

请不要再来找我

40 岁左右的男子，颈肩疼、头疼，他来找我看病，很理直气壮地告诉我：我的骨头都好，但拍片是腰椎 4、5 节突出。我问他那里不舒服，他便要拿出一堆片子指给我看，我拒绝了他，依然问他那里不舒服。他这才说道：“我的工作每天都要面对电脑，可是坐 5 分钟我就受不了了。”

我试着让他弯腰，他的背腰全僵硬，甚至有点强直，一点都弯不下去。只有先让他做拉筋吧，可他上面的腿伸不直，下垂的腿放不下，像两个三角形。坚持做完了 20 分钟后进来，根本做不了手法，背很硬，用棒敲击，刚敲了两下，他就中止了我，嘴里喊着：“不要打，不要打。”我跟他解释敲击是帮他松弛一下僵硬的肌肉，可是他似乎无法忍受这样的疼痛，不愿意再继续下去。

治疗看起来无法进行，我也对他的表现很失望，我只能对他说：

"你可以走了，我不收你的诊金。"但他依然趴在床上不动，他的太太在一旁劝解，并请求我继续治疗。他闭着眼很痛苦地说："你打吧。"

我有些被动，只有试着采取别的治疗方法，对他做横拉，可又拉不到90度，每一条腿做了两分钟，再做背拉，也是很困难，每条腿也是两分钟。

请他起身，再弯腰，已经可以弯下一些，离地11寸。比来时已经好了一些。

我判断他的颈也硬，应该做不了手法，在试着给他做颈椎复位手法时果不出我所料。

我停止了继续治疗，对他说："我能帮到您的也就是这些了，你把刚才的姿势记好了，还有立式的拉筋，在家里拉筋就可以了，就不用再来找我了，拉筋对你有一定的帮助，但不可能全好。"

他问：朋友帮我介绍了一位挑筋的医生，还有一位针灸医生，他们对我的病有帮助吗？

我很直白地告诉他："那一些我没有太深入的研究，但我觉得效果都不会很大，因为您的脊椎已经有些强直，要想松开，不太可能。"

他们离开时我交代他的太太，要她尽可能地每天帮助他做拉筋的锻炼。

坐轮椅来的女孩

一天我的诊所来了一位20多岁的女孩，却是坐着轮椅来的。她说，她的腰直不起来，不能站，站5分钟就疼得受不了了，以前做过腰椎手术，腰椎4、5节突出。这一次是由于拎了重东西，不小心伤了腰，去医院检查，西医说其腰椎 3、4 节又突出了，建议再做个手术。一听到手术，她就很害怕的样子，这期间正好看了我的《筋长一寸　寿延十年》这本书，所以就来找我。

我让他站起来，不要坐在轮椅上。她站了起来，却是弓腰，根本无法站直。她说自从这次拎了重东西后，一开始还能走，可是渐渐地就变成了这样子了。

她的腰椎已经做过了手术，用我的治疗方法已经是不可能的了。我很明白地告诉她我无能为力。她的妈妈在一旁突然急躁起来，说道："您是有名的医生，您不看谁能看，您一定要帮帮我的孩子。"

我只能表示遗憾，对她说："我的治疗方法对你女儿的病情毫无帮助，如果坚持要做，只能是火上浇油，中医治病也有个限度，我不能害她，请谅解。"

母女俩临去，坚持要付诊金，我没有收。望着她们离去，只有祝福他们能够好运。

不能看的"O"型腿

礼拜六那天，一个病人的女儿打电话来，我夫人听完病情，告诉她我看不了，她却坚持说要来看看，希望我可以有哪怕一丝丝的帮到她。快到傍晚的时候，母女才到了诊所。

她母亲的腿是"O"型腿，膝盖向外侧膨出，拄着双拐进来了。

我询问她的病情，她说，这样子已经 3 年了，不能站久，站起来后，膝盖、髋关节都会疼，实在有些坚持不下去了。看她膝盖的样子是由于缺钙所引起的，只能建议她找骨科的医生看看如何补钙，别的再没有什么办法了。

她女儿应该是早就知晓了我的治疗方法，便说："你不是有根棒吗？可以帮我妈妈敲一下。"我很严肃地说道："这可不是开玩笑，棒不能治你妈妈的病，这样子敲下去，骨头会断掉的，到时候恐怕想站起来也不可能了。"

母女俩听到我的解释，很感动，临走一个劲地拉着手表示感谢。

附：还有一种骨质疏松，腿呈"X"型，跟"O"型腿只是形态上的差异，也是缺钙的一种表现。

为什么我的病不能看

从马来西亚过来了一家人，年轻人30多岁，年老的大概有60多岁，是看了我的《筋长一寸　寿延十年》这本书，打电话预约来看病的。

第一个看的是母亲，今年64岁，她不仅腰痛，两个膝关节也肿、痛，她一进来就对我说，她在马来西亚，西医给她的检查结果是骨质疏松，开了一大堆的药物，吃了却一点用都没有。看了我的书，就抱着极大的希望来了，希望我可以治愈她的病症，并表示只要能治得好，无论什么样的治疗方法，她都可以接受。

我很遗憾地告诉她，骨质疏松引起的腰痛、肿痛是无法用我的治疗方法恢复的，而且中药补钙也没有多少效果。我的治疗方法主要是采取按、扳、敲的手法，对于骨质疏松引起的病症来说，这样的手法很容易引起骨质碎裂。

她表现得相当失望。

一起来的其他3人的病症经过我的治疗都得到了改善，她的女儿看到只有母亲的疼痛无法治疗，很是着急，对我说道："我们都已经看好了，朱医生，您就帮我母亲看看吧？"

我说我已经给她看过了，治疗她母亲的病首先需要补钙，而补钙西医的方法还是比较多一点。

医不了的侧弯

蔡女士，40岁，由老公陪同到诊所来。

我问她哪里不舒服？蔡笑着对我说："你看看我有什么毛病呢？我有拍的片子也带过来了，要不要看？"

我：不需要看片子。

蔡：那你能看得出来我是怎么回事吗？

其实从她一进门的姿势我就已经看出来了，我告诉她："你的脖子是往右侧歪的，右耳靠近右肩膀，同时显得左侧肩膀宽，右侧肩膀窄"。

蔡：那你能帮我把脖子弄直吗？

我：搞不了的，这个东西已经定型了。

蔡：这个以前没有的。

我：以前没有是你的看法，我的看法是，以前就有，以前就歪了。

蔡：是吗，我怎么不觉得。

我：是啊，以前可能你不觉得，也许你早就知道了。你看，你右边的锁骨是凸出来的，左边的锁骨是凹下去的，这两块骨头的状态完全就不一样。如果用我的肉眼目测你的话，我发觉你右边的乳房大，左边乳房小，这是有侧弯女性的通病，凡是有侧弯的女性或者女孩子，她都是一侧高，一侧低；一侧大，一侧小的。

蔡笑着说：你怎么这么厉害啊。

我说：我不是厉害，是我的病人太多了，我看得太多了，这都是病人教我的。如果你不介意的话，可以上床，帮你检查一下。

蔡老公：那就检查一下吧。

我：我现在给你做检查，检查完以后，我一分钱都不收你的。

蔡女士趴到床上，左边的背是低下去的，右边的背是高的，也就是左胸口是小的，右胸口是大的。脊椎从下向上往左侧弯过去，因此腰的位置，右侧肌肉宽一些，左侧窄一些。人要保持平衡，脊椎下面是向左弯的，那么往上，从胸椎上端到颈椎就是往右弯了，就是你现在这样子。

我："我的看法就是这样了，你看到了没有？"蔡女士的老公笑而不语。

我说：这就不是你们告诉我的"现在才发生的"，这个问题早就有了。这个病我不能医。

脊椎侧弯，像这个病例中，由腰胸椎侧弯引起的颈椎侧弯，是我所不能够医的病，写在此处，作为一个反面的病例，供大家参考。

冷气吹出来的疼痛

一位 74 岁的老太太，右臀部、腹股沟内侧，很疼很紧，拄着两根拐杖走进诊所的。我一看，第一反应就想：这是什么毛病呢？女儿陪同一起来的，“我妈妈今年不知道是怎么搞的，右边的腰和腿疼得受不了。我们也看了很多的医生了，不管中医西医，针灸推拿，都没有办法，止痛药也试过了”。

我：老人74岁年龄太大了，不一定能够帮到你。

女儿：我们实在是走投无路了，朱医生无论如何帮我妈妈看看。

病人走路一拐一拐的，筋很紧，“这样吧，你拉筋看看吧”。因为是老年人，拉筋时没有捆绑，两条腿各拉10分钟后，病人说没有什么感觉，还是很疼。病人趴到床上，腰背都是僵硬的，没有办法做手法。这时又告诉我有轻度的骨质疏松。

我说：为什么不早告诉我呢？早说我就不看你了，因为我的手法和棒敲都是要用力气的，万一骨头出了问题怎么办啊！

她：不会坏的，朱医生，我是轻度的，您照常看吧。

没有用棒，选择了棍针帮她刮腹股沟的筋，疼得她受不了，再做横拉，腿只能舒展到45度，筋非常非常的紧，但是不能再用大力，怕把骨头拉坏，只是轻轻的帮她拉，两分钟以后还是不见效。我也傻了，再加上有骨质疏松，真的不想看了。女儿说：“您如果不帮她想想办法，我们实在是没招了，也不敢再找其他的医生去看。别人介绍我们说朱医生看不好的病也不要找别人去看了。”

我：你这个毛病是怎么得来的呢？

她：不知道。

我突然一想，她的筋那么紧那么疼，疼的那么厉害，于是问道：“你睡觉是不是开冷气的，房间不大？”她回答：“是啊，小房间，开着冷气对着屁股吹，喜欢侧着睡。”

明白了，这个是吹冷气吹出来的。我告诉她：这叫冷气病，风寒入骨了，“寒胜者痛痹”，体内寒气越重，疼痛也会越重，今年热，到现在为止你已经吹了整整两个月了。这样，你拔火罐吧，把右边的臀部、髋关节、腰部全拔火罐，火罐能将风拔出来，今天晚上回家，你找一个小的电热毯，就像枕头大小的，睡在上面半小时，用热疗来敷右侧的臀部，让热传导进去，寒冷造成的疼痛就会慢慢消失的。屋里的冷气就不要开了，可以开客厅里的，卧室门半开，冷气可以缓缓走进来，可不能对着吹了。我能帮你的就这么多了，病根肯定是吹冷气造成的，回去一定照我说的做。

现在因为吹空调，造成的冷气病太多了。起初这个病人还是按筋缩来治的，筋缩和冷气同样都能够导致疼痛，但她最主要的还是冷气病。如果是年轻人的话，在拔罐、热疗基础上，再加上用棒敲，可以将瘀滞的气血敲通。

帮助不大的筋缩

一位女士，74 岁，由先生陪同从加拿大温哥华飞过来，到诊所看病。

这位女士走路的时候，两条腿配合得不协调，步伐不畅顺。

我：“你看什么病呢？”

她：“我主要是找你来拉筋来的，以前你还帮我看过病呢，那是很久以前的事情了。”

我：“哦，可以啊。”

她：“我跟你爷爷很熟。”

我：“哦，是吗？”

她："可能你记不得了！"

我："是啊，记不得了。"

叫太太帮她拉筋，拉筋的时候，发觉她的筋很紧很紧，"你的筋怎么这么紧呢？"

她："我就是因为筋紧才找你来的。"

我太太问她："你有什么不舒服呢？"

答道："我是帕金森症，所以我的筋非常紧。虽然吃着药，但还是紧，我就想来利用拉筋凳把我的筋拉松。"

我站在病人后侧说："拉筋凳对帕金森症引起的筋缩，帮助不大的。"

她："为什么呀？"

我："这是另外一种病症，引起两种筋缩的根源是不同的。"

病人就从拉筋凳上坐了起来，"那不是等于说我没有治了？"

我："不是说不能治，而是我治不了这种病。"

他的老公，76岁，说："我是腰椎间盘突出，右腿麻痹，你能帮我看吗？""椎间盘突出的人很多，你的腿麻痹只要拉筋就可以了。""那我就拉筋，什么都不用看了吗？""是的，你只需要去拉筋，只要坚持，慢慢的筋松了，就会好。""是吗？""是的，我这儿看这个病就是这么简单。你们二位回去拉筋吧，要很轻柔的拉，不能一下子力度太大，需要通过长时间的坚持，慢慢地看效果，不是一次两次就能够好的。"

年轻人的关节是松的，非常轻快的手法，就可以达到复位的效果。而一般70岁以后的病人，关节已经非常非常僵硬，一般的轻快手法是做不到的，不得不采取比较粗暴、比较大力的治疗手法，包括腰椎、胸椎、颈椎的复位手法都需要下重手，于患者、医生都有风险，这就是我不大帮老年人治疗的原因。同时，这样的病人可能有骨质疏松、脊椎老化等很多问题，又增加了风险，容易出问题，弄坏了，这个责任作为医生承担不起。

四岁的小男孩

小男孩很好动，今年才 4 岁，可是却从一出生便饱受痛苦，走起路来，脚后跟是踮起来的，着不了地，只能用脚踭着走路。膝盖的韧带很松弛，走起路来左右晃动，膝盖“咔嚓咔嚓”响，妈妈带他来找我看。

妈妈说在他出生的时候，就发觉他的脚心内翻，在医院里给他打石膏 20 多天，帮助纠正，拆开后稍好一些。他慢慢长大一点，腿无力，又给他做了腱鞘分离手术，可以走路，可是就成了现在这个样子。医生建议他再做手术，把韧带放长一些。妈妈不想再动手术，就抱着希望来找我，希望我能帮他医。可是我真的不懂这些，也不知道这个手术是如何做的，做了会怎样。

我太太的一个远方亲戚的小孩，出生后也曾经脚心内翻，但只是一个脚，医生帮她用夹板夹，后来好了，听医生说这个问题的形成，与母亲子宫里的羊水不足，婴儿在里面转动不灵活有关。唉，我的能力有限，只能对那位母亲说抱歉，真的帮不了！

未能医好的腿疼

一位新疆的女士，51 岁，1 米 7 左右的个头儿。

这位女士，走进来对我讲：我是看了您的书，又在网上看了您的资料，来找您的。我的腰酸痛，走 10 分钟，腿就无力了。

问:“您做什么工作？”

答:“在工厂里，要搬东西的。”

弯腰，手离地 6 寸。拉筋后，做胸椎，从第 3 ~ 6 节全部有声音；腰椎很软，但做不出声音。她说:“我右边的臀、腿酸胀，没有力气。”于是先用棒敲，再用棍针刮腰和腿，病人感觉好多了。

病人离开诊所，刚走到对面的银行，又回来了:“我的右腿又软了，没有力气了。”“那您就再趴到床上，帮您做一下腰椎的侧位推扳手法”，依然什么声音都没有做出来，我也不知道是怎么回事了，就不得不告诉病人:“我能做的手法都给您做了，棒用了，棍针也刮了，但是没有多大起色，我对您病的治疗也就是这么多，没有能力帮到您了。您下次也别再来找我，真的没有办法帮您治疗了，很对不起。”

无从下手治疗的打嗝

昨天晚上跟我的一个学生郭莉通电话，她跟我说有位女士找她看病。病因是两个月前跟丈夫吵了架后，就开始不停地打嗝。郭莉给她做了胸椎、颈椎的复位手法却未见效。百般无解，只能在电话之中求助于我。

我跟她解释，一般的打嗝，是受了冷风之后，喉咙收缩，喝点比较热的水，等喉咙的肌肉松弛下来，也就好了。如果是突然的打嗝，在他的背上突然拍一下，也可以消除症状。我以前看过一个病人打嗝，在他的膻中、内关上扎针，针扎下去，也就可以了。但她说的这位女士，人我没有见过，具体情况我也不清楚，所以也无从告诉我的学生到底该如何治疗，还是到医院检查一下，确诊是什么原因导致的打嗝才可以对症下药。

第五章　患者心声

神医治病，“神棒”强身

说起来，认识朱医生，还真是机缘巧合。那是2010年的圣诞节，全家人一起到台湾旅游，在台北的诚晶书店里，我发现了一本叫做《筋长一寸　寿延十年》的书。最近这几年，由于结婚、生小孩的缘故，我的心境有所变化，对于有关中医、养生一类的东西特别有兴趣，于是就随手买了一本。

回到香港，我开始翻看这本书，深深地被内容所吸引，书中提到了一位“神医”，貌似可以帮助我和妈妈摆脱顽疾。那个时候，我的小孩刚刚一岁，为了照顾他，我的妈妈扭到了手，拇指不能弯曲已经接近一年，腰也一直不舒服。而我，由于之前在投资银行的工作要不分昼夜地对着电脑，脖子和肩膀一直都有问题，加上后来抱小孩不得法，扭到了，有好长一段时间我的脖子都不能转动。看过了很多医生，中医西医都有，又是按摩又是物理治疗，脖子总算可以动了，但是一直不能痊愈，脖子肩膀那一条线总是酸痛，用手在颈椎那里按摩已经成了我的习惯动作。

于是，书还没有看完，我就跑到网上查，发现这位朱医生竟然就住在香港！我真是大喜过望，急忙拉着妈妈就找上门。

治疗过程简单利落得出乎我的预料，竟然只是给我按了两下，扭了几扭，我的脖子就好了。那是一种什么样的感觉呢？就是忽然之间可以感觉不到脖子的存在了，那个时时刻刻提醒我“脖子正在痛、我是个病人”的痛感完全消失了。已经有接近五六年的时间没有过这种感觉了，一时间，我真是不知道该说些什么感激的话才好！

妈妈那边也是，虽然治疗过程很痛（好像用一种叫做“棍针”的棒治疗了很久），但是，神奇的是，妈妈的拇指终于可以弯了，一周之后妈妈的手又复诊了一次，至此就痊愈了。至于妈妈的腰，治疗过程跟我的相似，在治疗床上被扳了两扳，按了几下，只听到“卡啪卡啪”几声，再下地来，妈妈的腰已经感觉轻松多了。由于妈妈的腰是顽疾，还是会有一些残留的感觉，这时，朱医生就拿出了一个将近一米长的棒，开始给妈妈敲。听着那么大的敲击声，我在旁边不禁为妈妈捏了一把汗，可是，妈妈那边却分明是一副很享受的表情。两分钟后，朱医生再让妈妈下床，试了试下蹲的动作，妈妈表示已经全好了，并且对那个治疗棒表示出巨大的兴趣，一再拿来端详。朱医生笑说：“这个是我自己做的，外面买不到的哦。”后来我问朱医生那个棒应该叫什么，他告诉我说，叫“敲击棒”。

第一次见面治疗后，我还买了两本朱医生的著作回去，仔细地看完，感到受益良多。朱医生书中讲述系统、实际，也让我对“拉筋治疗”这种方法有了更深一步的了解。后来，我又陆续带过爸爸、老公、好朋友去看朱医生，虽然病情下尽相同，但是总能收到理想的疗效。也是在后面的这几次接触中，朱医生看我很有兴趣，陆续送了两只“敲击棒”给我，并教给我用法，嘱咐我可以帮爸爸、妈妈或者老公在不舒服的时候敲一敲，但是敲击腰的部位时要小心，只敲中间，不敲两边，免得伤到肾。哈哈，开始的时候我只觉得很过瘾，可以名正言顺的打人，被打的人还直叫很舒服，说打过之后浑身轻松。后来有一次，让我再次真真切切地感受到了敲击棒的神奇。那是一个周末的晚上，老公一直在客厅里坐立不安，说是两条手臂又酸又痛，那天好像没搬什么重东西，就是可能吹到了风，睡觉和看电脑的时候又姿势不正确，就开始不舒服。我先拿了一条电动按摩带帮老公按，又自己徒手帮他按，都不行，过了一会儿，我抱着试试看的想法拿出了敲击棒，在他后背、手臂前、手臂后这样上上下下的敲了一遍，两分钟左右下来，老公大叫:“好了，我好了！”真有这么神奇？我不大相信，一晚上又反复问他，得到的答案都是一样，敲过之后完全好了，所有的肌肉都很放松，那些酸痛的感觉都消失了。其实我也不是很清楚这里的原理是什么，至少舒筋活血是肯定有的，有没有“打通经脉”这样的神奇就下得而知了。

现在，每隔一段时间，老公工作累了腰酸背痛的时候就央求我帮他敲一敲，每次一顿“噼里啪啦”之后，他都可以很舒服的睡过去。爸爸爬山累到腿了，妈妈做家务累到腰了，我都会帮他们敲敲，效果都很好，我感到很欣慰，也很有成就感。只不过，有一支敲击棒已经被我敲坏了。哈哈，敲坏了之后，我才发现原来布里面裹的不是一根木棍，而是一大堆细细的藤条，怪不得这么有弹性，敲那么大的声音也敲不坏人。有一次带朋友去朱医生那里，去得偏早，恰好看到朱医生正在用针线缝制这个敲击棒，不禁在心里赞叹，朱医生真是心灵手巧啊，遂又跟朱医生讨了一只来用。唉，不是我贪心，我也心疼朱医生一针一线缝的辛苦，可是外面真的买不到啊，用起来又真的是简单又效果好啊，这个发明真是不简单，佩服！佩服！

转眼之间，认识朱医生已经大半年，这大半年里，朱医生不仅治好了我和我的家人，还治好了我从上海远道而来的朋友。认识朱医生，真是我们的福气！每次有人向我问起，我都思虑再三，生怕介绍的人太多了会累到朱医生，只有那些特别要好的朋友或者亲人，我才会诚意推荐，而每一个来见过朱医生的人，回去之后都是赞不绝口，不仅对朱医生的医术，更是对朱医生的医德和为人，由衷地钦佩。祝愿朱医生身体健康，多福多寿，也希望朱医生的神奇医术可以代代相传，让更多的人可以摆脱病魔，重新乐享人间！

霍　玲

2011 年 8 月

打走的病痛

2010 年 11 月的一天，当我在家里弯腰抹电视机的时候，只听见左膝“啪啪”两声，随即我的左膝关节开始疼痛起来，并且不能如常行走，以为是简单的扭伤，赶紧就去跌打医生处敷冰冻的中药，说是对消肿最好。那几天气温也低，从腿渗透到身体各部位的冰冻感觉，至今记忆犹新。连续敷了 15 天，腿仍屈伸不利，于是又去做各种各样的物理治疗，收效甚微。在腿不好之前的一段时间，我有失眠、心跳、盗汗、腰酸、背疼、胃不舒服等症状。中医说是气血虚，更年期提前了，吃了两个半月的中药，现在腿又出了毛病，这是雪上加霜啊！给我的生活带来了极大的不便和困扰。

2011 年 12 月 19 日，逛书店时幸运地看见了《筋长一寸　寿延十年》这本书，手不释卷，一气呵成看完了，如梦初醒，心里估计自己的病痛，或许跟身体的某些部分的错位有关吧，当下拨通了朱医生的电话，约了时间。

初见朱医生，果然是慈眉善目，温文儒雅，看来相由心生是的确的！朱医生仔细聆听了我的述说，很快下结论是胸椎错位。随即让我躺在病床上做治疗。记得朱医生对他的学生们说我的左腿已经明显比右腿大，因为崴了 3 个多月了，膝关节肿胀。朱医生给我正了胸椎、腰椎，一连串的“啪啪”声，随即用竹条做的棒在我的背上一阵敲打，感觉略有些重。但打过以后，整个背部十分轻松。可是在左膝关节处的敲打，却让我淌下了眼泪。因为真的太疼了，咬紧了牙关，我还是叫出声来，伤口就像撒了盐一样，很痛！但朱医生还偏偏跟我开玩笑“你痛吗？不把瘀血打出来就甭想好了。你看我敲你也是很累呀！”“哦”，我真是苦笑不得了。敲完后，我再看我的左膝关节上下左右，都是紫黑色的瘀血块，但令我破涕而笑的是：下了床，腿立马屈伸自如，而且感觉十分轻盈，整个身体就像失灵的机器重新调整好了！

随后几天，失眠、心跳、腰酸背痛等症状也消失了。因为错位时间久了，在那以后，我除了谨遵医嘱，天天拉筋锻炼外，只要身体一出现不舒服的症状，就立刻找朱医生复诊。我的身体恢复得十分理想，我要向朱医生、朱太太表示由衷地感谢！

大恩不言谢，愿天佑好人！祝福朱医生、朱太太身体健康、一切顺利！救助、救治更多患者！

张 琰

2011 年 11 月 5 日

朱医生让我老有所健

与朱医生的缘分是见到《筋长一寸 寿延十年》。我 20 岁就得了美尼尔氏综合征，40 岁又得了“五十肩”。长期头疼，经常闪腰、崴脚，身体忽肥忽瘦，有时候几天的时间，衣服、鞋子相差两个码，西医检查全正常。长期腰酸背痛的我，每天要做的就是四处求医，不管有名的、无名的医生，不知看了多少。常常是早中晚要找 3 个中西医治疗，一有时间，还在美容院调理。我对疗效已没有要求了，只要能暂时轻松一下也好，甚至请了风水师帮我调整家里布局，可成天的折腾，都不见起色。病痛的折磨，让我对生活失去了乐趣，直到我找到了朱医生，经过朱医生的复位和治疗，使处于亚健康状态的我找到了希望。现在我的身体症状，如腰痛、背痛全部消失，再不需要经常找中西医了。现在只是乘搭十几个钟的长途飞机，腰部以下很气胀，坐下来就像坐水泡上游动，整只脚肿得像发酵大了的面包，肌肉中间有分隔层，一推一股气，虽没病，但又懒又累。长期按摩无效，又讨厌自己的慵懒，意志消沉，每次见朱医生不好意思提。人家一个大国手，又是患了肝癌的老年患者，帮你解决了几十年没有看好的病痛，怎么还提不关痛痒的事呢？！

哪知朱医生十分仁义，看出了我的问题，用一支竹篾做的棒，给我敲打，不到10分钟的时间，声音已从像拍打棉被之声，转变为拍在肌肉上的正常声音。还挑了一支他亲手缝制的棒给我，并教我如何拍打。竹篾的棒，细心地加了护垫，有力度而又不伤皮肤，这只棒的特点是再大的力也不觉得疼，却能把病痛消除。

人说老有4宝：老健、老本、老友、老伴。没有了健康，老本会用光，老友、老伴有压力。老而不健，是自然规律，关键是我有幸遇到了朱医生这样仁心仁术的医生，把健康的宝贝教给了我。

朱医生，谢谢您！您再也不会说我笑不出来了吧（我来时总是愁眉苦脸的）。

许琳琳

我得到的不仅是健康

——对香港名医朱增祥医术及医德的感想

拉筋复位法——由香港朱增祥医师经多年潜心研究和临床实践，在理论和实际应用上堪称完美的一门独特、神奇、有效而又简便易行的骨骼及软组织疾病诊疗技术，其显著的疗效在国内外众多患者中口口传颂。

真有这么神奇吗？经好友介绍，我带着几分怀疑，于今年6月11日专程前往香港登门求医，请朱医师医治困扰了我多年的颈肩部不适的疾患。

到了诊所，接待我的是一位面目慈祥、精神矍铄的老医师，他就是我专程前来登门求医的朱增祥医师。接诊过程并不复杂，老人家先是把我从上到下看了一遍，并仔细询问了我的病情，然后让我做了个简单的弯腰动作，要求我腰部尽量下弯，用量尺测量了我弯腰后手指尖离地面的距离。坦率地说，我的指尖距地面有很大一段距离，这是因我筋缩引起的。之后，在朱医师耐心详细的指导下，我充满好奇地开始尝试第一次拉筋。

我面前摆放着一张特制的拉筋床，宽度略宽于肩，床尾竖着一块略宽于腿的挡板。我按要求在床上躺下，将一条腿垂直抬高 90 度搁在挡板上，另一条腿自然下垂 90 度，15 分钟后双腿交换。然而就是这个听起来简单的动作，当我真实体验时才发现对我来说做起来极其困难。按要求，垂直抬高的那条腿应该和挡板紧贴，与平躺的上身呈 90 度，而我的腘窝部与挡板之间至少有两个拳头那么大的间隙；应该下垂的那条腿，却怎么也无法垂放，绑上沙袋后脚下放了许多杂志才勉强踏到。这 15 分钟对我来说过得异常缓慢，那感觉如同受刑，痛苦万分，冷汗也在密密渗出。我龇牙咧嘴地勉强撑到了时间，上抬的那条腿的腘窝离挡板的距离明显接近了。交换双腿后，又开始新一轮的痛苦。

在十分难挨的痛苦中，我的第一次拉筋终于结束了，再做弯腰动作，指尖距地面的距离明显缩短了。随后，按朱医师的要求，我俯卧在另一张床上，他把我从头到脚认真检查了一遍后，给我做了颈、胸、腰椎的手法复位，再用特制的竹棒在我的背部适度用力敲打了一遍。至此，所有检查和治疗结束。

待我起身后，朱医师问我感觉如何，我回答感觉背部麻麻的，热热的，颈肩部活动轻松自如了，他告诉我：你有颈、胸、腰椎错位和严重筋缩，若能坚持拉筋，病痛就会解除。

在我告辞前，朱医师又热心地送给我他自己著的拉筋复位的书和特制的竹棒，并再次嘱咐我要坚持拉筋治疗。

为了解除长期困扰我的颈肩部疼痛问题，我曾看过许多医师，尝试过许多种方法，这些方法，不是太繁琐就是疗效欠佳，而朱医师的这种方法简便易行，做这些动作对于时间珍贵的我来说很方便，也易于接受。

回家后的几个月里，我坚持按照朱医师指点的方法拉筋，疗效十分明显。随着时间的推移，腘窝与挡板的距离在逐渐接近，拉筋后再用竹棒敲打背部，感觉背部血液循环变好了，原先的麻木感觉消失了，晚上睡觉的质量也比以前好了，每次拉筋时的痛苦也在逐次减低。目前，我的腿上举时基本可以达到拉筋要求，下垂时还无法达到90度，说明我腿部的两条筋尚未完全拉开，仍要持之以恒。另外，有时出差一段时间回来，第一次拉筋还是有些困难，这更说明了持之以恒的重要。

前些日子，我与几个月未见面的朋友碰面时，他竟然好奇地问我："我印象里你好像没有这么高嘛？"我听后也感到奇怪，难道人到50了还能长高吗？我自己对着镜子仔细观察，发现了奥秘所在，因为拉筋后我背挺直了，无意中感觉高了两厘米。顿时，一种成就感在我心里油然而生。

经过千辛万苦得来的成就，一定要维护好，现在，我已把拉筋当做每天的必修课。

我在自己坚持拉筋的同时，也把这种神奇的方法介绍给身边和我有同样病痛的朋友，希望他们也能和我一样减少病痛，有个健康舒心的生活。

我觉得朱医师的这种治疗方法应该更加普及和推广，他高尚的医德应该得到发扬和光大。因为，他授之于人的是渔，而非鱼。他让更多的病人在掌握了治疗方法的同时，更了解了病因，他把自己苦心研制的方法用于更多的人，使他们脱离病痛，而非视为秘诀以赚取高额商业利润，这在商业社会的香港，其思想境界之高值得所有的人敬佩！

同时，希望朱医师遍及全国的徒弟也像朱医师那样不断推广和应用这门技术，在实践中进一步完善、研究、创新理论，用更周到的服务和更完美的治疗效果来提高人们对中医的认识，为社会带来更大的福音。另外，我认为尤其重要的是，大家要掌握的不仅是他所传授的医术，更要继承他高尚的医德和崇高的思想境界，这样才能真正学到朱医师医术的精髓。

最后，希望朱医师在为大众带来健康舒心的同时，多多保重自己的身体，能有精力一如既往地继续给大众提供帮助。谨祝朱医师安康、幸福、快乐！

马福友

不能不写的经历

这段经历不能不写，其一是要感谢朱增祥老先生为我解除了腰疾和腿疾的痛苦，其二是因为朱老师的医术实在太神奇，希望更多的人了解并受益，同时，也呼吁社会为中医精髓的传承而做些努力。为了达到目的，我得把我求医的经历先简单地告诉大家。

去年下半年，因为锻炼不当，我的腰开始疼痛，右腿不能提起。行走时右侧胯关节特别疼痛，也因为办公室坐的是活动滑椅，更加剧了病痛，严重的时候我甚至无法弯腰坐进汽车，甚至无法下蹲系鞋带。我能够走的路程也只能从车库走到电梯大约 10 分钟的路程，我痛苦不堪，不得不在老家宁波的医院检查，做了核磁共振，片子看来不是很严重，结论上写着未见明显的腰椎间盘突出，还有许多专业性的名称描述没记住，未见不等于没有。事实上，我的疼痛依旧，当地的医生给我的保守建议是做推拿，做好长期推拿的准备，离春节假期还有两周，推拿师给我的承诺是假如我每天坚持去推拿半个小时的话，在春节放假前能缓解我的疼痛。的确，经两周后我的腰部和右腿疼痛得到了略微缓解，但是事实上，病痛的病因都没查到，只是治表不治根。当时，我很高兴，在春节前期尝试着去超市购物，但在超市逛了半个小时以后，我的腰像铁板一样，无法弯腰，右腿无法弯曲抬腿，也无法坐下，我只能躺在床上。春节 10 天里，我几乎卧床休息了 7 天，这是一个难熬的春节！

春节后我处理完宁波的业务回到了香港，腰仍然不见起色。但接下去，我有个去俄罗斯的出差计划，我担心依我现在的状态，无法出行，情急之中，想起朋友帮我推荐的朱增祥老先生，朋友说朱老先生对骨疾有专攻，但治疗的过程却很痛苦，我也只能孤注一掷，一时的痛苦能换来长久的健康还是值得的。我很庆幸我的选择，当我走进朱老先生诊所时，并没有特别的信心，因为别人的经历不见得能在我身上应验。但见他鹤发童颜，慈祥随和，还是决定把自己的腰交给他。他让我俯身爬在诊断床上，我听从。感觉老先生用拳头顺着我的脊椎骨敲击，他说他在通过骨头发出的声音判断病因所在，最后他说骶髂关节错位，骶髂错位影响到右腿神经。朱老先生在治疗前也善意提醒我，治疗会很痛，问我怕不怕疼，我说，怕是怕的不过我会忍住。

接着是根据病因治疗，让我趴在床上，右手压在腰上，左手抱着我的左腿就向上向后扳，听到啪啪声，同样的方法做另外一条腿，左手压在腰上，右手向上向后扳我的右腿，又听到“哗啦啦”的声音。接下来，他让我侧睡，他和他的助手拉我的左胳膊和推左腿，随着他们的发力，我的骨头发出哗啦啦的声音，真的很痛，但我忍着，这样拉了一下，然后拉右胳膊和推右臀腿，又听到同样的声音。这应该是我这辈子经历过的最痛苦的治疗。终于听到朱医生让我起来下床，感觉一下，我觉得腰部轻松了很多，刺骨的感觉消失了。朱老先生再让我趴在床上。他拿出一个四、五十厘米长的棒子，在我脊椎骨部位用力的从上到下击打了 10 来下后，说:“好，起来了！”起来后，他让我蹲下，我居然可以蹲下了，没有刺骨感！但身体仍觉得很痛，或许是被拉疼的，或许是被打疼的，或许是本身的疼。朱老先生看着我的反应，告诉我说：可以了，但你今晚必须休息好，短期内不要太多活动，以免再次错位。治疗的时间应该不是很长，大约 15 分钟，期间经历过恐惧和疼痛，更大的因素，可能还是心理上对治疗的恐惧感。我将信将疑地离开了朱老先生的诊所。但还是听医嘱，早早的上床休息了。

第二天，起床后，我竟然发现疼痛的感觉几乎消失了！第 3 天我就乘上了去俄罗斯的飞机，飞机颠簸飞行了 10 多个小时，我最担心经过十几小时的长时间静坐会再次错位，下机时我的腰居然没有痛，腿也能抬。我开始对自己的身体产生自信，感激朱老先生的医术。在俄罗斯的两周时间，我和我的团队每天早上 9 点出门，下午 5 点回酒店，奔波于各展览会和风景名胜的地点，每天在外活动近 8 个小时，腿部活动到了极限，当然回酒店后腿痛难忍，就双腿抬高靠在墙上大约一个来小时，莫斯科酒店的床垫奇软，我记得朱老先生嘱咐撤掉席梦思，直接睡木板床。而我在接受朱老先生的治疗前，每天行走的时间不能超过 30 分钟，当时我的感觉一下衰老了 20 年！同事们一路上也为我担心，现在却非常惊讶，发现我又恢复到患病前的状态。那就是朱老先生 15 分钟治疗的结果。经过了两周极端环境的考验，我真的病愈了！我的俄罗斯之行收获颇丰，真的感谢朱老先生！心里也惦记着如何让朱老先生的医术得到发扬光大，惠及更多的骨疾患者。但在忙碌中，我发现这也只是一个愿望，时深时浅。而我的腿疾又让我领教了一次朱老先生神奇的医术，加强了弘扬他医术的信念。

4 月份我又回到了宁波，不知哪天开始我左膝盖在下蹲的时候有刺痛感，后来发展到无法下蹲，若强制蹲下则起不来，就是办公站立也要借助双手按住办公桌才能站起，不然勉强站立有种腿部马上要阵裂的感觉，我又想到了朱老先生。5 月，终于结束了旅程，急切赶回香港，第一件事情就是预约朱老医生的门诊。

再去他的诊所充满信心，他让我试着蹲下，以判断病情，下蹲两腿高低不平，左腿疼痛明显不能下蹲，左腿位较高，治疗前咨询朱老医生这次是不是和上次一样治疗，需要扳腿复位。当然，我知道其中的痛苦，也做好了心理准备，然而朱老医生胸有成竹地说，这次不用复位，因为病因不同，这次是痉挛。可能走路扭伤的原因，需要说明的是，自从上次治愈后，慢慢抛弃了病痛时穿的旅游鞋，改穿中跟鞋。看得出来，我的病对朱老先生来说应该是简单的病，然后先仰卧在床，他用神奇的棒在我的膝盖上下左右各敲打两三下，再俯卧在床上，在腿的后方也是上下左右各打两三下。当然每一下的力度都很大，是很痛，事先我还跟朱老先生探讨是否能轻轻地敲打而在时间上延长一些，但朱老先生的解释是，要用急剧的外力才能将原来淤积神经的痉挛打散，所以轻打 100 下也没有用。看来要在朱医生处舒适的治疗是不可能了。打完，我就觉得轻松了，不但刺痛感马上消失，而且我可以很快上下蹲，站起来时不用借助外力了。就这么神奇，一次性手到病除！要不是我亲身经历，真是难以相信！

在香港因为主流是西医，朱老医生又从不宣传，不公关，不推广，尽管在香港有许多的高管和富豪、名人慕名而来求医，都得以治愈。许多来自全球各地的久治不愈的患者，长途跋涉来求医，并得以解除病痛，但也未引起香港官方医疗部门的重视和扶持。官方医疗可能更重视有理论依托的西医，然事实胜于雄辩，经过朱老先生治愈的病人是最有发言权的。患者都呼吁朱老先生能有良好的医术传承，现在他年事已高，还在尽个人的努力治病救人。全国各地都有朱老的学生，他只是相信缘分，向有缘的人免费传教医术，有着一种神圣的无私，每年和学生定期聚会交流，朱老先生也会巡回指点。可惜学生没缘能长期待在朱老身边学习，没能每天在的治疗中点点滴滴汇总朱老先生医术的精华。我个人心中有个美好的愿望，我认为中华社会应该为挽救这样的医术尽到责任，为弘扬中华医学的传统做努力。建立一个朱氏中医专业研究所，让他能专心地、系统地把他的医疗瑰宝传承给下一代，让他的学生能有更多的时间跟从学习，让他的医术为更多的患者解除病患。

朱老先生本人也希望对他的病例做一个总结，他希望我能把自己求医的亲身经历告诉大家。这也正是我的愿望，也觉得义不容辞，希望大家能够为弘扬中华文明的精华尽一份自己的力量，让更多的患者受益。

忻　敏

2012 年 5 月 20 日

神奇的疗法

朱医生独家绝活治好了我 20 多年的损伤，使我见证了真正的一步到位的治疗手法，成为一个健康人。

在 1988 年，我曾摔在楼梯上，尾骨裂伤，中西医都说是尾骨损伤，只能是自疗，没有一个肯定的治疗方法。我趴在床上休息了半个月后，疼痛缓解了，以为没事儿了。半年后，从脚脖子开始酸痛，脚脖子有一圈寸长的肿圈，踝骨看不见了，成了猪蹄状，腰酸背痛，后是颈痛头痛，从此我便开始了寻医之路，有医生说是湿重，要排水，需要按摩，最后排水排的连眼眶都凹下去了，停了药又开始肿，整脊医生一连做了 10 次治疗，反反复复，还说要慢慢来，疼痛使我对治疗已没有要求，只要能好一点，我就满意。

如果有人介绍何处医生好，只要排得上时间，我一定去，我觉得看医生好比做衫，衣服做不好，得有另一位裁缝改才行，一天看 3 个医生是常有的事，可这样看着，不是腰扭就是脚崴，穿多么好的鞋子都不舒服，脚都偏了，我每天都在算着，自己赚多少钱才能够看医生，赚钱是为了使自己多看几个医生，让自己的不舒服减到最低。我的心情每天都像坐过山车一样，起起伏伏，忐忑不安，消极时觉得活着太没意思，舒服一点儿就忙着找医生看病，所有的医生都说好是不可能的，只要不坏下去就可以了，这样的日子一直熬到了我看到《筋长一寸　寿延十年》这本书。我见到朱医生后，他说我是小问题，经胸椎、腰椎等的复位，前后不到 20 分钟，我整个人都轻松了，嘎然去病，朱医生让我回去拉筋，不用再复诊。

虽然我之前也曾照书上的方法，躺在床上、椅子上拉了几天筋，可是用了拉筋凳，效果大不相同：躺在凳上，浑身放松，能体会到筋在身体内伸展的细微感受，以前不曾感受到的筋，通过拉筋后，体会到了它的生理变化：从无形的筋变成了有形的筋。一星期后看到脚消肿，半个月后脚踝骨开始出现，20 多年都不记得自己有这样漂亮的脚踝线条了。期间虽有反复，但每天拉筋就像是提醒自己要心平气和的生活，从去年 7 月 13 日复位后，我再也没有像以往那样，走到哪里要先把按摩师找好才放心。朱医生治疗的方法很神奇，他让我用他亲手制作的棒自己来敲打，使我摆脱了水肿气肿的状态，完全恢复了健康，也使我见证了这种治疗方法的神奇功效。

徐玲玲

2012 年 4 月

从怀疑到相信，感谢朱医生

我的左膝盖已经痛了好几年了，走路的时候用不上力也已经近半年。因为左腿不敢用力，长时间后，导致现在用右脚走路，右手拄着拐杖，身体向右侧弯，现在我的右膝和腰也痛得很难受。西医说我有骨退化和骨刺，可能要做手术，我听了很紧张，我不想开刀做手术！

从儿媳口中得知，他们年前从国外回来，向朱医生求诊，媳妇右肩得的是肩关节周围炎，俗称“五十肩”，经过朱医生用棒敲打一次，不能抬高的手可以抬起来了，现在不仅活动自如，而且再也没有隐隐作痛的感觉，一次治疗后，自此享受着没有痛楚的日子。我的儿子，因长时间坐在电脑前工作，加上办公室很冷，他感到小腿肌肉非常酸痛，经朱医生的一次敲打膝盖的内外侧及后面，当场小腿肌肉酸痛就没了，而且事后觉得两条腿发热，应该是血脉活动开来了。

治疗太快，效果太好，真的让我心存怀疑，但效果就摆在那里，你不得不信！现在我的病已经到了要面对做手术了，试试看，找朱医生治疗吧。朱医生说“你已经是70多岁的人了，除了有轻微的血压高，身体的情况还算可以，现在就是面临这个问题：治疗两个膝盖疼痛，是要用棒敲的，你能忍受这个痛苦吗？”我说：“行，只要能让我直着走路，不用拐杖，这个痛我能忍受。”当时我就趴在床上，朱医生用棒敲我的膝盖后面，就“啪啪”的两下，我不由得大叫“哦，要命啊！痛！痛！痛！”朱医生问我，“您受得了吗？如果受不了，我就不敲了，您可以回去了。”我说“来都来了，我还是要忍的。”朱医生让我转过身来，在我的两个膝盖的内侧和外侧各打两下，这个声音很脆、很响，“啪啪”“痛！痛！”朱医生让我下地，不要扶拐杖走路，我太高兴了，告诉跟前的人“我可以站直了！”走了几步，朱医生又叫我蹲下去，我扶着朱医生的手，能蹲下去了，但还不彻底，朱医生叫我再上床，又在膝盖前后左右敲打了一次，再下床，走到客厅，我不用扶拐杖，左腿的膝盖还是伸直的，朱医生告诉我回家有空的时候就练习将膝盖抬高的原地踏步，练习走路，左膝盖要做弯曲活动。

我知道，我这个病得来也是很长时间了，不是一朝一夕就能够完全好的，现在两个膝盖的左右侧和后面都有瘀血点。谢谢朱医生！我会遵照您的嘱咐回去练习的。

林秀珍

诚心感谢

约两年多，我深受双膝疼痛困扰。先是右膝蹲下工作时，右脚需向外伸展，驾驶车辆后，脚落地时膝盖也感痛楚，而且关节有僵硬感，需要步行一段时间才告舒缓。多方诊治（包括拍磁共振、X 线，用止痛药等）均无什么好转。同时，上落楼梯膝盖痛、不灵活等现象亦出现，因怀疑劳损引致软骨组织受损，做微创手术进行修补关节软骨组织。术后感觉有些小帮助，但疼痛仍有。一波未平一波又起，当放下手杖后，左膝亦感觉有问题，情况如右膝一样，如果这样，再看专科医生诊治，治疗情况一样，亦无进展，深感困扰、灰暗。

由于我从事水电工程工作，这亲力亲为当中或多或少需体力劳动，自双膝出现问题，我已尽量减少工作量，病痛已经影响了我的工作、起居、生活。

曙光初现

期间，曾与妻子之二妹闲聊（她为退休护士），提及朱医师之医术及书籍，但听闻朱医师当时有病在身，故未敢打扰。直至2010年3月，闻朱医师已能应诊，经联络后进行第一次诊疗。

惊心动魄

事前，我并不知朱医师进行怎样的诊疗，但……哇，痛、很痛、非常之痛，双膝淤黑。次日早上，我曾问我妻，当晚我是否少了转身（因以往睡觉需转身多次，膝部会舒服些），果然“打”功了得。

经过多次诊疗：拉筋、敲、敷药、拔罐等，情况已有舒缓，虽然还有不舒适，但考虑到自身问题，此病已困扰多年，没有可能一下子便告痊愈。正如朱医师所言，我的情况已经好得差不多，还需自己努力，但我有信心。

此次执笔，乃应朱医师之邀请，分享本人治疗经历，同时亦借此衷心感谢朱医师仁心仁术。

成锦礼上

附：这位病人朋友被我用自制的棒在膝盖周围敲击，敲出很多黑色的瘀血块，敲击的时候痛，之完后有火辣辣的感觉，平时受阻碍的气血开始流通。

感谢信

尊敬的朱增祥医师：

本月22日有幸来到您的诊所蒙您的接诊，我于2001年患有脊椎移位之病，右腿痛楚不堪，不能行走，后遵医嘱，将腿抬起放下每天做数百次，之后逐渐好转。今年5月初我由多伦多坐16小时航程到台北后，即去上厕，不知怎地右腿突然疼痛，行走痛苦，回到曼谷后看了经络书用竹板敲打，右腿痛楚于数天后方消。今年 5 月下旬去上海看世博会，从早晨走到下午 5 点，走了两天，右腿又痛起来，因此专门去上海书城看看有关疼痛之书，一眼看到您所口述，钟健夫先生著的《筋长一寸　寿延十年》这本书，一看大喜。读了这本书之后就想来香港，所以托香港老友和您联络要求拜见。我因年纪关系筋硬不符合治疗条件，但您心善慈祥为我太太诊治，第一天双手可以后伸相扣，第二天双腿也可以下蹲，皆只花几分钟时间，真是神奇。确如钟先生书上所述医治例子一样，若非亲眼所见实难相信。您是医学界第一位提倡拉筋治疗的名医，并发明了拉筋凳，您的朱氏拉筋法和拉筋凳解除了像我太太这样的病人的痛苦，真乃功德无量。愿朱氏拉筋法传遍世界，造福人类！

我回来后，感念您对我内人的诊治和所得 3 本您的著作，蒙您亲笔签名，内心感激万分，谨写此信向您道谢！

此致

敬礼

邵富荣

谨向朱太太致候并感谢她对我蹲下动作的指导　沈　薇

2010 年 7 月 28 日

附：沈薇为邵先生的夫人，她的问题有两方面：一是胸椎错位，二是膝关节部位有淤堵。胸椎复位后，又用棒给她敲了肩背和膝盖，膝盖棒敲击后有瘀血块出来，气血流通好了，病也就好了。

第六章　写我恩师

棒——飞舞的精灵

（2011年3月北京之行）

李新波

每次与师父见面是我最期待的事，因为不仅可以当面向师父学习，而且可以给自己放假，呵呵。每次与师父与师兄、师姐们在一起，心里感到特放松。

这次见到师父用棒，又与以往不同。吃完饭回到房间，大师兄趴在地毯上，请师父帮他敲敲，师父开玩笑地说："吃完饭，就消化消化吧。"拿了两只棒，一手一支，席地而坐。一直在电话里听师父说同时用两只棒来敲，终于可以见到，很高兴！

那两只棒在师父手中灵动飞舞！时而"三步"，时而"四步"，时而"踢踏"，而每一个舞步的落脚点不同，声音也是抑扬顿挫，时重时缓。师父拿着这两只给人治病的棒，却好像是音乐家拿着指挥棒的感觉！我心里满满的是敬佩与欣喜！啊，原来棒可以是这样用的，感觉好美！

待师父敲完，我急不可待想试一试，找寻一下这美妙的感觉。同样的棒，在我的手里，却有些笨拙，特别是左手，平日里练得少，再加上两只手要协调起来，不免有些手忙脚乱。静下心来慢慢地敲，慢慢地寻找着感觉，师父在一边给我指点。敲了一会儿，终于师父说“有点像了，对，就是这种声音……”感觉有些累了，想要放下棒，师父的话在耳边响起：“练功，什么是练功？就是感到累的时候继续，那才是练功！”

将所有的心思集中在棒上，心好像随着棒一起舞动，终于找到了那种美好的感觉，我的心也开始飞舞起来，出了一身的汗，胳膊开始发软，停下手来，还有着意犹未尽的感觉。呵呵，只是苦了棒下的大师兄。

师父告诉我们，这叫“敲”，然后又给我们演示什么是“击”。

王姐说她的膝盖扭伤已经几个月了，还不好，不能下蹲，让老师给治疗一下（当时王姐对于棒用的较少，主要是以给病人开中药为主，不像现在每天都用）。师父挑了一支硬一点的棒，在师姐的大腿后侧“噼噼啪啪”几下子，又在腘窝几下子，让师姐下蹲。可以蹲下来了，但内侧还紧，老师在膝盖周围又是几下，再试，好了，可以正常的下蹲、起身了。

我忍不住也想体验一下“击”的感觉，趴在地上，师父拿起棒，又是“噼噼啪啪”，噢，好痛！我在心里数着“1、2、3、4……”站起来，感觉腿上热辣辣的，蹲下、起来好轻松！又请师父打胳膊，正感觉胳膊发胀呢，这次是1、2、3，好了，胳膊也是热辣辣的。几个数的时间，却有着让人难以置信的效果！我的心里除了佩服还是佩服！

师父说“敲，比较轻，比较活，渗透力较浅；击，透皮入肉达骨，特别适用于关节，强而有力的震荡，把筋肌松了，病也就好了！”

我这可爱可亲又最可敬的“老顽童”师父，我不知说什么好！师父的脑子构造与常人有异？！呵呵！

棒的“敲”与“击”

李新波

3月底跟师父从北京学习回来的某一天，师父在电话里问我：“现在知道什么是敲？什么是击了吗？”

我笑：师父，如果您前段时间问我，我还真不确切，有些混乱，但现在开始明白一些。

听起来好笑，用棒一年多，治好了不少病人，居然搞不明白什么是敲？什么是击？明白什么情况下用敲，什么情况下用击，也确实是3月份北京之行后。这要感谢两位病人朋友。

其一，是我去北京前的老病人，40多岁的男子，180多斤，身体健壮，他的腰痛一年多了，转身就痛，治疗几次后，只剩一个症状：就是晨起床后活动腰，左臀部有一痛点，治疗后当场消失，很轻松，但过两天又出现。我仔细分析：卧位拉筋、横拉、背拉都很规范了，问题出这哪里？我也很是苦恼。这一天他又来了，我告诉他：这一次要换种方法治疗，可能会很痛，你可以忍受吗？

他：没事，你尽管用力好了，我能承受！

请他趴在床上，他指着左臀部骶髂关节一拳大小的地方，告诉我就是这儿难受。我用在北京跟师父讨要的一支稍长点的硬棒，在这个地方狠狠地击了十几下，问他疼不疼？他说还可以，痛得舒服。问他有无感觉热？他说稍有一点热的感觉。一般人这样击两三下就会感觉火辣辣的热了，查看他的臀部，透过那么厚的肌肉，冒出来七八颗黄豆粒大小的淤血块，又给他击了十几下，再看，又多了几颗“黄豆粒”，他说这下热了。

请他起来试试看，他双手掐腰，前后左右地扭动身体，很高兴地说：松了，全松了，这支棒好，我感觉力渗透下去了，我觉得我的病要好了！

他高兴我也高兴，终于明白棒“击”的力道！用力较大，力在深层，强力渗透！

其二，是位女士，被人从后面推了一下，摔倒在地，当时胳膊只是有一点痛，过了两天，左胳膊痛得只能蜷曲着，一点都不敢动了，来的时候是用右手托着左手来的。给她按压胸椎，第 3 节至第 10 节是连串复位声，活动胳膊，只好一点点，胳膊上的肌肉是肿胀绷紧的。我挑了一支软棒，在她的肩背、胳膊上敲，特别是敲胳膊时，一开始是轻轻的，慢慢一点一点加力，大臂、肘关节、小臂，敲敲停停，停停敲敲，大约过了五六分钟，她绷着的肌肉全放松了，胳膊可以自由活动了。

原来这就是“敲”！用力较柔，力在表层，慢慢渗透。

看似平淡无奇的一支棒，经师父的指点，却能演绎出如此神奇的效果，不能不让人赞叹和深思！

棒，爱不释手；棒，妙不可言！

刘耘妃

当了老师的学生，还从老师那里“混”来了一根棒，真是让我的心里乐开了花。我咋有这福气呢！！

拿着这只棒，不舍得放下；敲，又生怕把棒敲坏。

我不是医生，也不会给人家看病，看着老师、师兄、师姐们用棒三下五除二，敲敲打打就把别人的病治好，看得我心里痒痒，手也痒痒。

好，我也要当“小医生”了，家人、同事、朋友都成了我的练兵场地，看见谁就噼噼啪啪的敲一顿。脑子里回忆着老师“打”人的动作，下手要稳、准，力道要均匀，脚底下行云流水般，“漂”来“移”去，重心平稳的从一只脚向另一只脚过渡。每次起棒同时，老师都会先稳住重心到一条腿上，定住下半身，将下半身稳定的力量向上传导到双臂，接着双臂的力量汇成一股，瞄准，敲下去。实际上，敲下去的双手，只有一只手里拿着棒，另外一只手半握拳配合做了一个向下的互助动作。敲击的时候，我也学着老师将重心放到一条腿上，连老师手臂上的那个互助动作也不放过，一起模仿过来。几次下来，发现了这个互助动作“真”有妙用啊，它能让上半身的力量集中的爆发出去，传导到双臂，接着双臂的力量汇集到一条手臂上，力量顺着手臂传导到棒上，棒到之处更加的稳、准，力道的控制更加自如。

发现了这个“秘密”，敲击时更带劲儿了，“互助动作”的应用，让我的力道比之前大了很多，也更稳了一些。

一天，爸爸往床上一趴，我就挥舞着棒在他身上一阵敲击，爸爸不吭声，我知道他“痛并快乐着”，在享受。之前他偷偷告诉过我，怕一喊疼就不再帮他敲，就没有办法享受敲完之后的那种轻松了，哈哈，可爱的老爸！打肩膀的时候，我注意到，爸爸略皱眉头，通则不痛，痛则不通，这里一定有问题，我加大了力度，狠来了几棒，打出来星星点点的深紫色斑点。爸爸第二天高兴地告诉我，他的肩膀不疼了。我问他：“你肩膀怎么了？”他：“说落枕了”。这才知道，我治好了老爸的落枕，沾沾自喜哈！

之前公司的领导，喝完酒之后，后脑勺会发麻，我用棍针帮他拨好，不麻了，这次看我从老师那里又带来了“新式武器”，领导跃跃欲试。当领导的开车、坐办公室，难免肩颈不舒服。那好，我请他坐下来，就着重帮他打打肩膀，打右侧肩膀上端的时候，他面部表情开始紧张，我稍用力，他喊疼，“就这个点，平时隐隐作痛，抬胳膊的时候偶尔会吃力。”我意识到可能是肩周炎，“领导忍忍”。左右肩轮着打了一遍之后，着重打了这个点，打着打着，黑紫色的东西冒出来，从一点点，到一小团，“不行了，忍不了了”，最后猛打 3 下，结束。领导当场说轻松了，不僵硬了。过了两天见面，告诉我说，好了，不疼了。我说：“真的吗，真的不疼了？”我自己都不敢相信，把肩周炎给打好了，太神奇了！越来越有信心了，开始有意识的寻找病号。

正赶上学驾照，带我的教练说他右胳膊抬不起来，半夜睡觉一动就疼，不敢动，早晨醒来之后，要另一只手帮忙拖住这只胳膊，半天才能坐起来。这是严重的肩周炎吧，我心里想，那就帮他试一下吧。路考的前一天晚上是要住到考场的，我特意将敲击棒带过来。晚上，将教练叫到我住的房间，示意让他趴下，看我手里拿着棒，问："干啥，这是要打我呀。"先把后背、腿后、腿的两侧，给他敲了敲，消除他的恐惧心理，为打肩膀做准备，打腿的时候他还说"咋挨打还这么舒服呢，就欠打"，当教练的长期坐在车上，腿弯着，血液循环不好，打打肯定会放松肌肉，会舒服的。教练开始放松了，我准备进攻肩膀，先是两个肩轮流轻轻地敲，适应一下，再慢慢加大力度，最后着重到右肩，那是真疼啊，汗水都从他的T恤里渗透出来了，没有之前打腿的轻松估计早就忍不下去了，这个痛可不是谁都受得了的。我鼓励教练再忍一下，力度越来越大，声音越来越响，不时地有人从门口路过，透过窗户向里面望。不去理会，只要教练忍得住，我就打下去，"哎哟哟，不行了，不行了"，这我才住手，肩膀早就出来一个个青黑色的鼓包，有的地方是紫黑色，打的时间太久了，技术又不够高，被打完的肩膀，明显的肿了起来。教练告诉我，外面疼，里面倒是轻松了。我笑了，内心无比的喜悦，虽然身上像蒸了个桑拿，湿乎乎的，但是，比做完运动的那种畅快还要过瘾，因为，帮到了别人，心是满足的。告诉教练，皮肉之苦大概得一星期才好吧。过了一周，给教练打电话，他说里面不疼了。又过了4周，给他电话，他告诉我真的好了，能抬了，半夜也能动了。我想都不敢想这么严重的肩周炎竟会被自己治好，就是这根棒，让我跟它一起创造了奇迹！"棒击的力量是透皮，入肉，到骨的"，现在我深深体会到了老师这句话的含义。

棒，爱不释手！

棒，妙不可言！

魔法棒

郭　莉

哈利波特是我喜欢的角色，他聪明富有法力，他的魔法石法力无边，在危急时刻他的魔法石都会发挥意想不到的神力，化险为夷。我从小就渴望拥有的无穷力量，今年终于如愿以偿，得到了我想要的魔法石，它是一种长短不一的棒。是第一次见老师的时候，师父和师母送我的其中的一样见面礼。它不是传说中的魔法棒可以点石成金，但它却带给我自信、快乐。让我的生活充满希望和阳光。

初次认识棒是在新波姐的博客，当我看到《棒——飞舞的精灵》时，心里满是欢喜，也好想学习。“时而‘三步’，时而‘四步’，时而‘踢踏’，好像是音乐家拿着指挥棒飞舞的那种感觉！”这哪里是治病，分明是在开舞会。但当我接触棒以后，发觉同样是一只棒，在每个人手里敲出来的感觉是不一样的。

第一次真正见到棒是在新波姐的诊所，窗台上整整齐齐挂着一排长的短的，圆的扁的，各种各样叫不上名的棒。虽然之前我没有见过棒，但直觉告诉我，这就是那些精灵。当我看到精灵的一刹那，我的心也跟着飞舞。顿时的感觉是我找对了地方，这些精灵可以给我自信，可以让我的生活多姿多彩。新波姐在老师不在内地的时候替老师教我打棒，体验棒的各种打法。当新波姐拿起双棒敲下去的一瞬间，双棒飞舞。我是那么的激动，欣喜若狂，眼睛都不舍得眨一下，生怕看走了眼，学不到或漏掉了，并且默默地数着节拍。心里充满敬佩和欢喜。当新波姐用鼓励的目光把棒交到我手里让我试试的时候，我的手是那么的笨拙，怎么都舞不出飞的感觉，不是棒敲的部位不对就是自己站的方向不对，想要敲好棒真的不容易，也不是一朝一夕练出来的，新波姐光听声音，不用看就可以知道我棒敲的好坏。新波姐教我用棒不仅听声，还要根据身体的不同部位，改变自己的体位，让棒贴着身体，棒敲击也不是随便敲的，一旦敲偏，不光病人要承受皮肉之苦，而且还不起作用，自己敲得还很累。要做到敲击起来不怎么疼，力量还可以渗透进去，这才是棒起作用的关键。我能学到老师的技术，全靠新波姐，新波姐不厌其烦，一遍一遍的教我，鼓励我，还给我以身试棒当靶子，让我不要害怕使劲敲。新波姐所给我的不仅是技巧，更多的是亲人般关爱与呵护！

第二次见到使棒是在沽源王永梅师姐的诊所。由于王姐是看中医全科的，病人较多。她一般不用棒敲的，她觉得太慢，王姐用的是击法，她手中的棒此时不再是轻盈飞舞的精灵，仿佛一下子变成了骇人的利器，棒的力道比较狠，出手快，这把在一边观看的我惊得目瞪口呆：天哪！原来棒也能这么打？！貌似要人的命。但王姐这看似简单的“劈里啪啦”的几下就把病治好了，太神奇了！难怪当地人都称她是“神仙手”呢！

第 3 次是看老师用棒，棒在老师的手里像是魔术师手里的魔法棒，像是天使手里的精灵石，像是观音手里的那颗救命的仙草，指指点点就把病人的痛苦一扫而光。更像是开一场精美绝伦的演奏会，老师是演奏者，病人是乐器架，在谈笑声中，棒上下飞舞，让在一旁看的我感觉赏心悦目！虽然棒落在身上是疼的，但随着棒再起，仿佛把病痛一起带走！虽然看老师用棒感觉很轻松很愉悦，但其中是有技巧的。用棒有敲与击的区别。敲，比较轻，比较活，渗透力较浅。敲完以后全身火辣辣的，血液在全身迅速流通。本来疲惫不堪的，酸酸胀胀的身体，经过一顿敲打，顿时全身轻松，很舒服。击，透皮入肉到骨，强而有力的震荡，三两下就把筋肌击松了，本来胳膊举不起的，或膝盖蹲不下的，三两下举起来了，也可以蹲下去。真的神了。只有亲身挨过棒和用棒的人才可以体会到这其中的奥妙。

用棒，看上去易学易精，真正实际操作难学难精。用棒不易，同样做棒也不易。看着简单，做起来很难，软棒、硬棒每一只的做法都不一样，都是经过无数次的试验才做成的，一只棒做得好坏，只有用了才知道，用起来不歪，棒头不被打掉就是过关。初学做棒都是做了拆，拆了做。每拆一次都会总结一点经验，拆的多了做的自然就好了。

第一次使用棒给病人治疗，是我以前的一个老病号介绍来的，她想让我用以前的治疗方法给她做。当她抱着孩子站在我面前，说她的腰麻，不能平躺着睡觉，两个胳膊发沉、没有劲的时候，直觉告诉我这是老师书上说的妈妈病。这是一个年轻的妈妈，看上去身体很软，筋很松，我就直接先给她做胸椎复位，整个胸椎像是放鞭炮一样“噼里啪啦”，腰椎侧位推扳一侧有声，一侧无声。然后棒击全身，让血液在全身迅速流通。下床后腰不麻了，我让她再躺床上试试看可以平躺吗，她躺下起来、起来躺下五六次。笑着说终于可以平躺着睡觉了。下床后还不放心地问我要不要再用点药，我告诉她不用，她的病好了，可以回家了。但注意尽量少抱孩子，只要注意姿势，不错位就不要来找我，不舒服再来一趟。送走这个病人我开心地一个晚上合不上嘴，心里那个美无法形容。她走的时候留了我的电话，现在半个月过去了，她没有来找我，也没有电话，想必是好了。这次成功的病例更加坚定了我钻研这门学科、为更多的病患解除痛苦的信心，一定要把老师的医术发扬光大！

当然无论学习什么，不外乎勤、智、韧、忍4个字。有道是勤学苦练，没有大量时间和经验的积累，是不会成功的。古时，就有铁杵磨针的典故。在练习中如果只是机械的练习，不加以总结、创新，就不会达到一定的高度。学习中总会有失败的时候，这就需要百折不挠的精神。前人说的好，失败乃成功之母。再就是练习有时是很枯燥乏味的，一样的事情天天做，谁都有疲惫懈怠的时候，这就需要学会调节，要耐得住"寂寞"。只要做好了以上几点我觉得我会成功的。

人生新起航

郭　莉

和绝大多数人一样，认识朱老师是缘于他的《筋长一寸　寿延十年》。看完这本书的第一感觉就是这太不可思议了，这么难缠的病，难道仅靠简单的拉筋就能缓解？所以带着满心的疑惑不解和强烈的好奇心给老师写了一封信。虽然很想见识一下这种出神入化的功夫和会这种功夫的老师，但我并没抱多大希望。没想到，我的一封信竟然接到了老师的回电，这真的让我很感动。更让人欣喜若狂的是，最后我竟然幸运地成为老师的徒弟！其实开始老师并没有同意收我为徒，他说他的年龄大了担心没有过多的精力再教学生，并且他收徒条件是医学专科院校毕业的。而且老师顾虑香港离我这里路途太远，如果我过去的话会有很多不便，费用上开支也太大了。我不断的和老师说明我的想法和心情，在我的坚持下老师最终决定先安排我去李新波师姐那里学习。我觉得这是上天给我的机缘和恩惠。

李新波是一位气质清新脱俗的女性，接触越久越感觉她气质美如兰，才华馥比仙。新波姐是老师的最喜欢的弟子之一，在老师众多徒弟中她称得上出类拔萃。包括她老公给病人做手法的时候，也是干脆、利索，一步到位，不拖泥带水，很是漂亮。俗话说，门里出身不会也懂三分，连新波姐 10 岁的女儿也会做颈椎旋转复位，真是羡慕加佩服。这更加坚定了我学习的信心。

也许是冥冥中自有安排，随后的几天我竟然见到老师和师母，以及众位师兄、师姐。当老师来电告诉我他要来内地，而且可以让我随新波姐一起去沽源王永梅师姐那里学习的时候，我简直太开心了，但同时又有少许担心。开心的是我可以见到我仰慕的老师，可以亲眼看老师治病了。担心的是，我学习的技能老师能满意吗……见到老师究竟会是怎样一种场景，能不能给老师留下一个好印象！……

在紧张与期盼中，我收拾好行李，整理下心情和新波姐终于来到沽源。都说人不可貌相，第一次见老师与师母，感觉老师是一个精神饱满，不苟言笑的人，慈祥中带着威严；师母干练脱俗大气。

刚一开始我只是远远地看着老师不敢靠近他，连话都不敢讲，小心翼翼的，生怕自己哪里不好给老师留下坏印象。老师和师兄、师姐们边说话边不时地盯着我看，老师还一个劲的和师兄、师姐说看我狡猾不狡猾，笨不笨，不行的话就不收我。我这人很笨，说话做事总是慢半拍，又不善于表达，生怕自己的一不小心让老师不高兴了。听了他们的谈话，我更加紧张，心里扑通扑通的打起了鼓。事后才知道老师让我去沽源已经想好了要收我为徒。看吧，这就是我老师，不怒自威的外表下隐藏着一颗“童心”。还记得和老师、师母与师兄、师姐一起吃的第一顿饭，那时我只想坐在远处静静地听他们谈话，可师姐为了让我多接近老师，就刻意安排我坐老师的身边，而老师提出，要想当他的学生，得会喝酒。因为酒精过敏，本来滴酒不沾的我，为了能认这个老师就豁出去了，结果喝了个酩酊大醉，吐得一塌糊涂。老师就是这样像个老顽童一样，虽然被灌醉但是我依然很开心，因为我过关了，其实不用喝酒也可以的。

还有一次我回家后用老师教的手法给人治疗，一次就把腰麻，不能平躺着睡觉的病治好了。开心地在电话里和老师分享我成就时，老师又突然生气的说不要我了，下次再来内地不要见我，他要通知师兄、师姐把我给开除了，不然他的“东西”都被我偷走了。当时我信以为真着急的差点哭出来，支支吾吾的不知道说什么好。他却批评我说，已经会了他的治疗方法，是不是徒弟无所谓，有什么关系，做人尤其是做医生，不要支支吾吾的，要有自信，只有自己相信自己，别人才有可能相信你。当时好怕老师真的不要我，真的生气了，结果第二天老师又来电话和我聊天，害的我白担心一晚上！就是在这样接触中，我才知道我是何等幸运，我才慢慢地了解老师是怎样一个人，我为我当初的坚持欣慰，更为老师能收我为徒感到无比荣幸与自豪。因为老师太与众不同了！我们都知道现在的社会是物质社会，在物欲横流的今天，要想拜师学艺，怎么说都要随波逐流的“表示一下”吧，但老师收的学生都没有。老师从香港坐飞机过来教徒，都是自己花钱买机票、订酒店，不仅我这样，所有的师兄、师姐学习时都如此。而且老师还送我们礼物，和老师一起吃饭，都是老师付账，从来不用我们付，总是说“老师比你们有钱”。这样的老师是不是可遇不可求啊！！！

和老师接触的短短几天，发现老师就像一块磁铁，凡是接触过他的人，都被他的人格魅力深深吸引。老师的魅力和那些大牌明星有的一拼，老师也有粉丝，听说老师到了北京便跑到宾馆里，拿着老师的书找老师题字签名。老师没有拿大牌不给签，而是笑容可掬的认认真真给人签好，为了保证签的准确无误让粉丝满意，他还打草稿呢！老师非常具有亲和力，工作学习之余老师和我们在一起时更像是一个老顽童，带着我们一起疯。比如我们在一起吃饭，每当点菜前老师都提醒我们"惜福"，不要浪费。当我们都吃饱了，桌子上还有剩菜的时候，老师就带着我们玩转桌子，看好一盘菜，转到谁的面前谁就吃，再不喜欢吃的菜也得吃一口，嬉笑声，尖叫声，大家玩得不亦乐乎，就连一向坚持不吃午饭的师母也不例外，转到了笑着皱着眉头也吃一口，直到把桌子上的菜全吃完。

认识老师时是我人生最低谷、情绪最低落的时候。我的几位师姐都和老师一样心细如丝，他们总是刻意安排我和老师及师母在一起，吃饭、学习、游玩，不管在哪里老师就像是爸爸一样拉着我的手，给我鼓励，给我自信，指引我方向，就像漂泊船儿见到远方的灯塔一样让我觉得自己劫后重生。俗话说"有缘千里来相会"，我们来自五湖四海，全国各地，之前谁都不认识谁，因为老师我们才有缘聚在一起，老师就是我们缘分的开始，也是我们缘分的继续，我相信我们缘分会持续到永远。还有这么一句话"不是一家人，不进一家门"。我们一家人：有知识渊博又不失可爱的老师，有优秀又有团结协作精神的一帮师兄、师姐。大家怀揣着共同的梦想和相同的目标在老师的带领下共同成长，迎接未来属于我们每个人的辉煌。

生活中，难免会有这样那样的不如意，也没有谁的人生会一帆风顺，所以，当我们陷入人生的低谷时怎么办？虽然我知道跌倒了一定要勇敢地爬起来，不能一味地躲在黑暗的角落里舔着伤口暗自伤神，但是我找不到出口在哪里，就是此时，老师像一盏明灯，点亮我心中黑暗的角落，指引我的人生方向。都说“读万卷书不如行万里路，行万里路不如阅人无数，阅人无数不如名师指路”。现在，我有幸在老师的引领下开始了我人生的新起航，让我懂得什么是幸福。不经历风雨怎可见彩虹！我会记住老师的话，精彩地活出自己的“自信人生”，我还会用老师教我的治病救人方法，让更多的人没有病痛的享受七彩斑斓的“彩虹人生”。

棒敲击的体会

侄子　朱　宏

回到诊所跟大伯朱增详学习已年半有余，通过理论、手法的学习和接触的病例，对大伯的医治手法和理论有了粗浅认知、深刻体会。

大伯是一位在医术上不断追求、不断改进的人，除了发明拉筋术、拉筋凳，还在传统的棒击法上有了新的改进，并达到较好的疗效。其中令我印象最深的是位做收银员的女士，长期在冷气的环境中工作，长时间不正确的体位，“既要抬头同客户在柜面沟通，又要低头看计算机，双手还要操作键盘、打印机”日久成疾，令她全身肌肉关节僵硬酸痛，不能弯腰、下蹲。治疗时因其太僵硬有些手法做不到，这时大伯让病人俯卧，用敲击棒在患者肩、背、腰骶部和腘窝，轻重缓急敲击约 3 分钟，再用复位手法将颈、胸、腰椎错位纠正，患者立即可弯腰下蹲。疗效立竿见影，比我所知的传统治疗手法快得多了，令我惊奇无比。

棒击力度的渗透是在短时间透过表皮、肌肉、筋膜到达骨骼关节，使气血畅通，僵硬的肌肉和部分扯紧的关节得到松解。令我对中医中所说的“寒则凝、凝则滞、滞则不通、不通则痛”有了进一步理解。

现在诊所用的棒经过不断使用和改良，变化出长棒、短棒、轻棒和重棒。可根据老、弱、青、壮以及病情的不同变换使用。敲击法也变化出点、线、面等各种手法，对我来说要学的东西太多了，希望在以后的学习和应用中会有更深的领悟，用自己的医术造福人类。

棒击的感受

王阳龄

这位常把自己开过多少次刀挂在嘴边的师父，走起路来健步如飞；医起病来手到病除；动起脑来叫人啧啧称奇。

“路本来是没有的，因为人走了才成了路。”师父为痛苦中的病人开辟了一条新的光明大道！棒击法是师父的另一杰作。从开始使用桑枝棒到现在，棒的材料千变万化，制作也变化万千，棒的击法更是变幻无穷。这正是师父孜孜不断追求的结果。

随着世界环境的不断变化，现代科技的不断进步，人们生活的不断改变，同时也不断衍生出很多现代病。传统的中西医各有所长，但有很多是中西医能说不能治的病，有的更是用中西医方法检查不到的病。师父一向以病人为本，到师父诊所求医的病人很多是疑难杂症。棒击疗法的诞生，给无数患者带来了新希望。它除了对筋骨病患疗效显著外，对于一些非器官病变引起的痛症也有意想不到的疗效。

棒击法因应病症的性质和程度，及病人的反应随时会作出相应的或局部或整体的治疗方法，以达到棒击病除的效果。①局部治疗方面：因病情采取不同程度的棒敲击，通过快速、强烈渗透性地刺激局部的经络、穴位以及各层组织及筋骨，使筋脉畅通；同时促进局部血液循环，产生渗透性的温热，促进风、寒、湿等邪气快速渗出，正气畅涌；也同时松开收缩的局部组织、肌腱及筋骨以达到松、通、活的疗效。②整体治疗方面：因为人的结构是一个整体，有的病患虽然症状在局部，但却是因身体其他部位引起的，或与身体的其他因素相关，治疗时需要整体、全面分析后加以棒击，以调动身体的正能量，调节身体机能，加强治疗效果。棒击的特殊功效是针灸、推拿、拔罐、热敷、电刺激等治疗不能达到的效果。

师父的棒击法令我大开眼界，也令我获益良多。师父常训道："别一见病人就抓起棒噼里啪啦地打一通。要根据病情作出相应的方案。要做到"稳、狠、准！"虽然同是用棒击法，还要根据病人不同的体质、病症及部位等使用不同的棒击手法。我除了在师父诊所里对病人的治疗有深刻的体会外，我自己、老公和我儿女是我练习敲击法的病人。

我是一个穿惯高跟鞋的人，可这十几年来我的脚经常抽筋，有时候光是脚趾抽，有时候连腿也抽了起来。常常走着走着就抽了起来，或者在超市推着车子买东西的时候就抽了起来，我要找个角落为自己按一按或自己甩一甩脚。现在经过棒击治疗后，我的抽筋症从此消失了。我老公是个典型的都市人：忙碌、少运动，又经常出差。老感觉不是这里僵硬就是那里僵硬，有时还有扭伤。我除了给他施以手法外就是棒击，果然疗效神速。我的儿女们现在都正处于青少年时期，运动受伤是难免的，也难免像其他孩子一样有反叛期。但当他们患上骨伤科的病需要棒击治疗时他们倒愿成为我“棒下的孝子”——乖乖挨打。在病人和我家人身上，我深深体会到棒击的妙用。

我由衷感激师父的悉心教导！我将继续努力学习。祝愿师父、师母玉体矫健，精神焕发！

巢湖小记

刘耘妃

师父、师母从香港飞到合肥，然后再由合肥坐车辗转到巢湖，两位老人家一路辛苦，一路颠簸终于到了酒店。师父和师母有各自的睡眠习惯，在家的时候是每人住一个房间，互不打扰。酒店因为没有两个卧室的套间，所以只能将就着住在一间屋子里，但是提前一个月预订房间的时候已经讲好，将双人床，调换成两张单人床。等到师父、师母要入住房间的时间，被酒店告知：不清楚有调换床位的这件事情，而且他们是没有办法调换床位的。然后，就换床这几分钟就能够解决的事情，和前台服务员、经理来来回回的沟通，整整花了半天多时间才得以解决。两位老人家，旅途劳累，又加上这样半天的等待身体早已经吃不消了，疲惫不堪。

第二天，酒店的经理了解到师父是从香港远道而来的贵客，并且还特意从网上查阅了师父的相关资料，便派服务员送来了致歉信和鲜花，以示怠慢和歉意。之后，又来电话，想要当面致歉，被师父拒绝了。师父说：不用来见我，把以后的客人招呼好就行了。我不要虚的形式，要看你们的行动，看实在的，不看说的，要看做的。你们以后还会有更多的客人，应该想想的是怎么从这件事情上吸取教训，带给以后客人更舒心满意的服务。酒店是服务性的行业，而你们的服务意识还不够强，前台的小姑娘事情搞不清楚，态度还差劲，事情得不到及时解决，这让客人下次怎么还愿意再来呢？这件事情，于我们而言已经过去了，但是与你们而言，这是发现不足、提高你们服务水平的机会，使以后的客人减少这样的不愉快，毕竟出门在外谁都想有个好心情，让他们下次还愿意再到你们这个地方来。

第 3 天，服务员送来了水果和糕点。

第 4 天，连餐厅的服务员都越来越客气，还主动赠送甜品。

第 5 天，连餐费都打折了。

老师通过这件事告诉我们，沟通事情，话该讲就讲，要讲到点子上，替自己考虑的同时，站在对方的位置为他们着想。如果他们道过歉了，就会以为这件事儿没有了，放下了包袱，还把我的嘴给堵上了。不给他道歉机会，他就会把这件事总记在心里。这就是做人做事的道理，我是经历多了，被别人这样对待多了，我就会了。

师父经常巧妙地利用各种时机点拨我们做人做事的道理，通过这件事告诉我们，人永远要向前看，不要向后看，做错了事情，以后改正不再犯就行了。犯错，没有关系，是人都会犯错，都是在犯错中成长起来的，不要害怕犯错，但是，不要去犯相同的错误，否则那就无法被理解了。

第七章　怪医心语

说　话

听人说话，听话味。看人眼神，眼神游离，闪烁不定，定要小心；
与人说话，带着脑子，想听什么，让他自己说；
不说话不代表他不会说话；
抢着说话不代表他会说话；
不假思索说话是不负责任的，不用脑子说话是糊涂的；
看什么场合说什么话，想好了再说，才是真正的会说话。

谈　事

一

你的事是你的事，我的事是我的事；
有把握的事，尽量少说，没有把握的事，更不能说。自己不了解的事，也不要随便推给别人；

超出自己范围的事，莫做！不要“好心”办“坏事”；

自己的事当别人的事来做，做了不去想结果，早在意料之中；

别人的事当自己的事来办，尽心尽力。

二

无事不惹事，遇事不怕事；

凡事要求“心中有底”，有退才有进；

摸着石头过河，没有做过的事，不能大刀阔斧，只能很小心地走过去；

想好的事便不会改变，不管成功失败都要试一次，但做以前要想清楚，自己能否应付得了；

做事要多动脑子慢慢做，动脑去想用心去悟，做总比不做好，一勤生百巧；

一个人做好事不难，做一件好事也不难，难的是一辈子做好事，永远做好事，世世代代做好事，这就是太难了，难上加难。

做　人

一

性格决定命运，有什么样的性格，就有什么样的命运。做个“聪明”的“老实人”，人生没有投机取巧的。

最肯吃苦的人最有前途，最有城府的人，处变不惊，兵来将挡，水来土掩。

一个人从有傲气到放下，心态平和了，才是真的了不起。

二

别把自己看得太高，摔下来就是粉身碎骨。有舍才有得，吃亏就是占便宜，吃大亏就是占大便宜。

种，不一定有收获，也许会有狂风，也许会有暴雨，但也可能会有收获；不种，就一定不会有收获。

只是大学毕业没有用，社会这所大学毕业，实用性更强，人只有在社会这个大炼炉里打滚，才会明白许多。

世上没有后悔药可买，想清楚再去做，做了就别后悔。

当改变不了现状的时候，就去接受它。顺其自然，顺势而变。

活好当下，烦恼是一天，快乐也是一天，与其天天烦恼，不如天天快乐。

三

你们要怎么过你们就怎么过，跟我无关；你们要我怎么过，我不一定要照办，因为我有自己要过的日子。

做给别人看很累，合则留不合则去。既不向别人要好，也就不必讨好，做到问心无愧，真实自然自在。

宁做客亲，不做至亲，记住这句话，可以用一辈子。

人的经历越多，体会越多，人生才会越丰富。当一个人将什么都看透的时候，那他离走的日子也不远了。

治　病

一

治病必求于“本”，找到病根，才能连根拔起。

筋缩患者必须拉筋，拉筋是一个长期的过程，长期拉筋长期受益，终身拉筋，终身受益。

错位者必须复位，症状才能消失。

棒的作用主要针对肌肉，分“敲”，“击”两种。“敲”较柔，在表面，慢慢渗透。“击”较猛，在深层，透皮入肉至骨。

棍针的作用主要在筋，弹拨病筋，使筋松恢复其自然舒展之性。

火罐分热罐和冷罐两种，其作用主要是祛除风寒，放松肌肉，大面积的拔罐，就是大面积的放松肌肉。

二

中医要辨别阴阳、寒热，分清表里、虚实，对症才能施法。

痛则不通，通则不痛，流水不腐，淤去不堵。

同病异治，异病同治，方随症变，法随心转。

初学三年，天下通行。再做三年，寸步难行。

三

治病，要用最短的时间，最省的力，求最好的效果。

做什么都要“省”，尽可能减少繁复，不能飞机大炮一起上，更不要画蛇添足。

没有生而知之，只有学而知之。古人的东西要学，但不能死学。人说的要信，但不能全信，要用脑子去分析。

看病来不得半点马虎，小心翼翼，摸着石头过河。

万丈高楼平地起，先要将基础打好，房子才不会倒，稳中求进。

知道的东西越多越好，运用的东西越少越妙。如何灵活运用，有的放矢，才是最关键的。

跳出范畴，才能有创新，不要受限于那么多的条条框框，反复推敲，反复琢磨，水到才能渠成，实践才能出真知。

力不斗功，功不斗法，法无术而不行；力不如功，功不如法，法需熟悉才能推广。

知其然，仅是一种状态。知其所以然，则是一种能力。学以致用，才是智慧。

我如浮萍

浮萍，是生长在池塘边，水沟里的一种植物。可做家畜的饲料，也可以入药。它们的繁殖能力很强，特别是闷热潮湿的气候，几天工夫，就繁殖一大片，但如果把它栽在泥土里，却不能成活。

每一样东西，都有它特定的环境。在它的天地里，它才会有着旺盛的生命力！我如浮萍，而诊所就是我的天地。因为只有在我的诊所里，我才能够自由的发挥自己的作用。在保证病人安全的情况下，我可以按照我的思路，我的方法来治疗病人。没有框架来约束我，这样我才能不断地变换、调试、寻找最好最快的治疗方法，所以我的东西每天都有变化，它是活的，根据不同的情况，来采用不同的治疗方法。

比如，筋缩的病人需要拉筋，错位的病人只拉筋是不够的，必须要手法复位，肌肉僵硬、气血不通的要用棒敲击，在治疗过程中，下手的轻重也是不一样的，有的需要下“猛药”，有的只需“四两拨千斤”。

我所用的方法，如果是在医院，不可能被接受的，因为医院有严格的规章制度，各种各样的条条框框，将自己囚禁在里面，不可能有创新，也就不可能有这样治疗方法和神奇的疗效了，当然，更不可能有现在的我了！

做个有心人

人的经历很重要，不管它是好的，坏的。有些事情只有经历过，才会有感觉，才能形成自己的东西，经历越多，经验则越多，当遇到疑难问题或突发事件时，才能更快更好地想出应对方法。成功了要想一想为什么会成功？积累下经验，以备后用；失败了，更要想一想为什么会失败？找出原因，同样的错误不可再犯！

如今我已年过 70，回想往事，从小就是处在个复杂大家庭的长房、长子、长孙的位子上。“上山下乡”在环境恶劣的安徽乡下，一待就是 4 年，到了香港一步步走到现在，有享受过国家最高级的礼遇，也知道吃不上饭的滋味，现在好多东西对我来说，也就是那么一回事了，活一天就自在一天，能帮几个人就帮几个人吧。

我要我的学生们，多接触自己不曾见过的人与物，多向别人学习，透过表面，去探究隐藏在内部的东西。我常对他们说“你们没有那么丰富的经历，所以要多借鉴别人的经验，只要看过，听过，在脑子里还会有一个大致的概念，万一有遇到类似的情况，你们也不会太惊慌，心中有谱，才会少犯错，甚至不犯错。把听到的，看到的，遇到的，经常放在脑子里想一想，滤一滤，将它搞明白了，这样你的口袋里就又多了一件“宝贝”，待到用时拿出来用就行了！

关键，是要做个“有心”人！

舍　得

人要学会随时反观自己的内心，梳理自己的情绪。因为人生，随时都会面临选择，或舍，或得。

跟我的学生在一起聊天时，给他们出过一个选择题，也算是一个小小的心理测验：

如果你有 5 个箱子，装满了你平时穿的、用的东西，现在要让你丢掉一个，你会怎么选择？

A　随便丢掉一个；

B　将其中一个箱子的东西分别装入其他 4 个里，丢掉空箱；

C　将平日用不到的东西，集中在一个箱子里丢掉。

学生们选择各不相同，也就是性格各不相同。

选择 A，会失去一些重要的东西；选择 B，箱子本身就满，再塞进去一些东西，太挤；选择 C，可有可无的东西，丢掉或送给别人，可以让箱子保持适当的空间。

3 种答案，代表着 3 种性格。其实箱子就像是我们的心，人生，随时都有可能要放弃自己原本拥有的东西，什么东西对自己很重要？什么次之？什么可有可无？随时整理一下自己，这样在舍弃的时候就不会犹豫了，反而是轻装上阵，一身轻松，有失必有得！

同样，在得的时候，也不要贪心，要明白什么可以要，什么不可以要。心中有底线，就不会太贪婪，因为有得必有失！

练　功

有一句老话“台上一分钟，台下十年功”。看花容易绣花难，特别是看起来很简单的东西，而实际上真不简单，没有时间的磨炼是不可能做到的，我常对我的学生们说：“你们若想进步，将自己的医术提高，必须肯下苦功，多想多练，才会成才。”

有一件事在脑海中过去多年，依然清晰。1966 ~ 1969 年在安徽下乡的时候，有一次站在医院的山上向下看，刚好看到稍远处的一位农村妇女在站着撒尿，而且那尿液像男人一样是一条线出去的，我当时的惊讶，大家可想而知。她为什么这样撒尿的原因我们不去探究，但就是这种“功夫”，却非几日之功，这件事当时深深地刺激了我，特别是在那种艰苦恶劣的环境里，前途渺茫，人很容易对未来的生活失去信心。我当时就暗暗告诉自己，世上无难事，只怕有心人，只要你肯下苦功没有练不成的事。

说起来简单，做起来需要身体力行，需要持之以恒的毅力，毕竟每天重复着相同的事，相同的动作，会感觉枯燥乏味而又辛苦的，但如果在这个过程中同时用脑子去研究练习，那这个枯燥的过程就会变得有趣，而且往往事半功倍。

但关键的关键，那就是还得练，不能只是说空话！

车 轮

人生如车轮，只要车轮不停地转，总能到达目的地，就怕停滞不前。

人做什么事情，首先要有一个目标，然后围绕着它去寻找、选择与之相关的人或物，去学习去研究，在脑子里想周全了，再按脑子里所想的去做就行了。失败了，不要气馁；成功了，也不要自我陶醉。要仔细看看还存在什么不足，再去研究，再去改造，更要不断地再去学习，补充新的知识。

一个老师有一样优点，十个老师有十个优点，如果您能博采众家之长，融会贯通，转变为自己的东西，那您就“神”了！学东西就像是捡东西，而我经常戏称我自己就是在“捡垃圾”，特别是别人不在意的东西，我就捡着，口袋里的“垃圾”越多，到时候用处就越大。有些东西，也许当时您还不太理解，或是瞧不上眼，但到了某一个阶段，可能就会有大作用的。“天下无弃物”，关键看您会不会用。

但是切记，什么东西抓住了，就要好好研究，把它研究透彻了，才是您的东西，否则就是浪费！

路

我经常对我的学生说“世上本无路，走的人多了，会慢慢形成一条小径，再多了，加上车、马，那就会慢慢变成一条大马路。”我们现在走的是一条无人走过的路，需要我们不断地去开辟创新。

有很多看上去很复杂的毛病，但用很简单的方法，很短的时间就解决了，简单的有点让人难以置信，理论是什么呢？

我们的治疗方法是一种新兴的治疗方法，尚在不断使用探索中，因为看起来太简单，虽然有些名医会认为是不入流的东西，甚至有点不可理喻，但效果却又清清楚楚、真真实实的摆在那里，不由得你不相信，但依据是什么？你问我，我也讲不清楚。我凭的是经验，凭的是感觉，也可以说是一时的灵感。当遇到复杂而又棘手的问题时，我的脑子便会飞速地转动，突然想到的一种方法，上手一做，结果很顺，很神。病人要的是一个结果，好了就行，我们要的是一个过程，对疾病认识的过程。通过治疗，才能知道病情的发展和病根在哪，而不是依据一大堆的化验数据和检查结果。

人体是微妙而又复杂的，我们若想将它搞清楚，只有一边实践，一边研究探索，“摸着石头过河”，小心翼翼，踏踏实实，开辟出一条新的路子。

一个人是一个点，两个人是一条线，三个人就是一个面，更多的人，就是更大的面。使用的人越多，受益的人就越多，知道的人越多，慢慢走这条路的人就越多。我们这条原本少为人知的小路，就会变成一条康庄大道！

低　调

我常对学生们说，做人要将自己放得低点，一低再低，千万不要把自己看得太高，否则摔下来就是粉身碎骨。

在温哥华的时候，我去拜会了一位高人，他是当地的一位玄学高人，70 多岁，大家都叫他“伍伯”。他家的房子盖在高地上，周围都是高楼大厦，他家的房子却只有一层楼，看起来有点像趴在地上的乌龟。

高地，矮房子，周围是高楼，这是什么意思呢？

这就是风水学，这房子的主人不想出名，只想平平静静地过日子。房子盖在高地上，不怕水淹，那他是安全的，周围是高楼，能帮它挡风遮雨，那它又很稳当。矮房子，将自己的位置放得很低很低，趴在地上做人，这是一种怎样的低调啊！

低调的生活比高调的炫耀要好得多，高人尚且如此，而我们这些普通人呢？

其实啊，越是有水平、修养高的人，越低调，越不在乎表面的光鲜，人常说“学问深时意气平”，而做人最难是低调啊。

金子，银子，铁

有一天中午，我与新波通电话，聊到一个话题的时候，新波说了句“是金子总会发光”。

我说：新波是金子，吴健是银子，我是狗屎铁

新波：师父，您又说笑了，您才是金子，我们是狗屎铁才是。

我说：你又不懂了吧？如果这 3 种让我选择，那我就选狗屎铁。

新波：为何？

我：钢是什么练成的？铁！铁百炼后成钢。金子溶化后还是金子，银子溶化后还是银子，都不会改变，而只有铁，经过千锤百炼，就变成了精钢。看起来最不起眼的，却练出了最实用、应用最广泛的

东西。

新波听后，久久无语。

我说：我要去诊所了！

角　度

我跟我的学生们的关系，不像人家师徒那样一本正经，大家是互相交流，互相学习嘛，跟大陆的学生每年聚几次，见面的时候，经常吹牛到半夜，有一天晚上大家有点困了，大师兄金瑞江给大家讲了一个关于伟哥的笑话，大意是：一个人告诉他的朋友，昨天晚上没有睡好觉。朋友问为什么呢？他说是吃了伟哥，结果卡在脖子里没下去，到了第二天早晨，脖子还是硬硬的。

大家听后，哄然大笑，解除了困意。我问他们：都知道伟哥的作用吗？这个其实大家都知道，但它原来是治疗什么病的呢？

我的学生都说不知道，我告诉他们伟哥原来是应用于心脏病治疗的。而现在众所周知的治疗阳痿，其实只是它的副作用，而聪明的人却抓住了这一点，将副作用加以应用和推广，反倒成了现在人人皆知的正作用。

这就是角度的问题！相同的一件事物，不同的位置上去看，它就是不同的样子。换着角度去看待它，寻找最佳的位置，抓出最重要的特点，再加以思考分析，研究应用，才能发挥出它的作用，创造出它的价值，做到“物尽其用”。当然，这需要有一双敏锐的眼睛，这是后话了。

观人于细微处

我经常教我的学生看病首先要培养自己敏锐的观察力，中医的“望、闻、问、切”中，第一要点就是望。我们看骨伤科，一定要多观察正常人的体态，行、住、坐、卧。知道了正常与非正常的区别，病人一走进来，看他的样子，你的心里就会有个底。还有，病人身上特别的东西一定要去注意。

我夏天的时候看过一个女病人，20 几岁，很年轻，她说她全身无力，腰酸背痛，全身不舒服。女孩子的个子不高，1.55 米吧，也不胖，但是她的胸却很大，很显眼。我给她做胸椎复位，“噼里啪啦”全是复位声，颈椎和腰椎也有不同程度的错位，她站起来就说全身舒服了，很爽！看起来是个性格也很爽的女孩子。

我问她“你的胸是做过整形手术吗”？师母说“你怎么可以问人家这样的问题”？女孩但笑不语。我说“我是个医生，我要考虑她的病因，她这么瘦，而胸这么大，胸部的重量，会使身体前倾，导致胸椎错位，如果是先天的，身体是一点点习惯的，那还好。但如果是做过手术才这样的，这突如其来的重力，就是造成她全身不舒服的原因。”

学会观人于细微之处，才能培养敏锐的洞察力，才会更准确的去判断病症。

广阔的思路

看病要想效果好，需要断症准确。断症要准确，需要有经验，经验来源于平日的积累。平日看病脑子要清晰，要从多方面来考虑病情，培养开阔的思路。

我年轻时听我的老师汪运新老先生讲过一个故事，至今不敢忘。

清朝有一官夫人，40余岁，忽得奇病，脸色绯红，身上阵冷阵热，看了很多医生，丝毫未有改观。一日，大官请御医去府上给夫人看病，观夫人面色滑润，体态丰腴，虽是40余岁，观之却似30出头。大夫把脉，未开任何药物，却请官人借步门外，言："夫人之病，病在她身，引在你身，非你不能治也！"

官人不解，问何故？

御医反问："您与夫人是否同居一房？"

官人言："吾勤于朝政，年岁亦老，一年多未曾在一起了。"

御医言："今晚您与夫人合房而睡，夫人身体自愈。"

官人听之，晚上与夫人同居一室，温存备至。第二天夫人病愈。

官人感谢御医，并问御医何因？

御医言："观之夫人年盛体健，正处虎狼之年，而官人却忙于朝政，忽视了夫人。导致夫人阴阳不调，忽冷忽热。假如夫人形同枯槁，此病则另当别论。若想夫人身体健康，你只需半月十日陪上夫人即可。"

断症准确，看病就是如此简单。我们虽是外治，却也同样如此。"一理通，百理明"。除了了解病情，还要看到病人，了解病人所处的环境，病人的职业、习惯，从多方面考虑，找出病因，才能一击即中。

相同的症状，也许有不同的病因，相同的病因，有时却非相同的症状，这就需要医者保持思维的敏捷，培养开阔的思路，那平时更要多看，多学，多用，多想！

看 书

我的文化水平不高，也没有高深的学问，我却很支持学生们多看书，希望他们“青出于蓝而胜于蓝”，因为人没有生而知之，只有学而知之。书分有字书和无字书，不管什么书里都蕴藏着道理，关键是看您能不能找到，偶尔我也会看看书，稍有点体会，讲给我的学生听。

看不懂的时候，不要翻下一页，就在这里反反复复地读，仔仔细细地想，琢磨透了再翻下一页。

觉得好的内容，用笔划上记号，整本书看完了，回过头来再重新体味。

书只看没有用，还要记在心里，再经过实践、考证，反反复复，真正做到学以致用了，那才能说看会了，看懂了。

看书，行医，莫不如此。

明白 通透

我们经常说，这事或者这理我“明白了”，“通了”，“透彻了”，3

种说法，听起来差不多，但是细细品味，却有所不同。

明白，停留在一个比较浅的层次上。对整个事物知道一个大概，有一个大致的了解；

通了，那就比明白要深一层。事物的来龙去脉，基本都知道了；

透了，那就是整个事物成了一个透明体，把它研究透彻了，上下左右、前前后后，任它千变万化，都可以了如指掌，融会贯通。

什么东西要明白？什么东西要通？什么东西要研究透彻了？这就要看个人的要求和需要，这也是一种智慧。

附录

棒敲击治疗打出的青紫淤血包

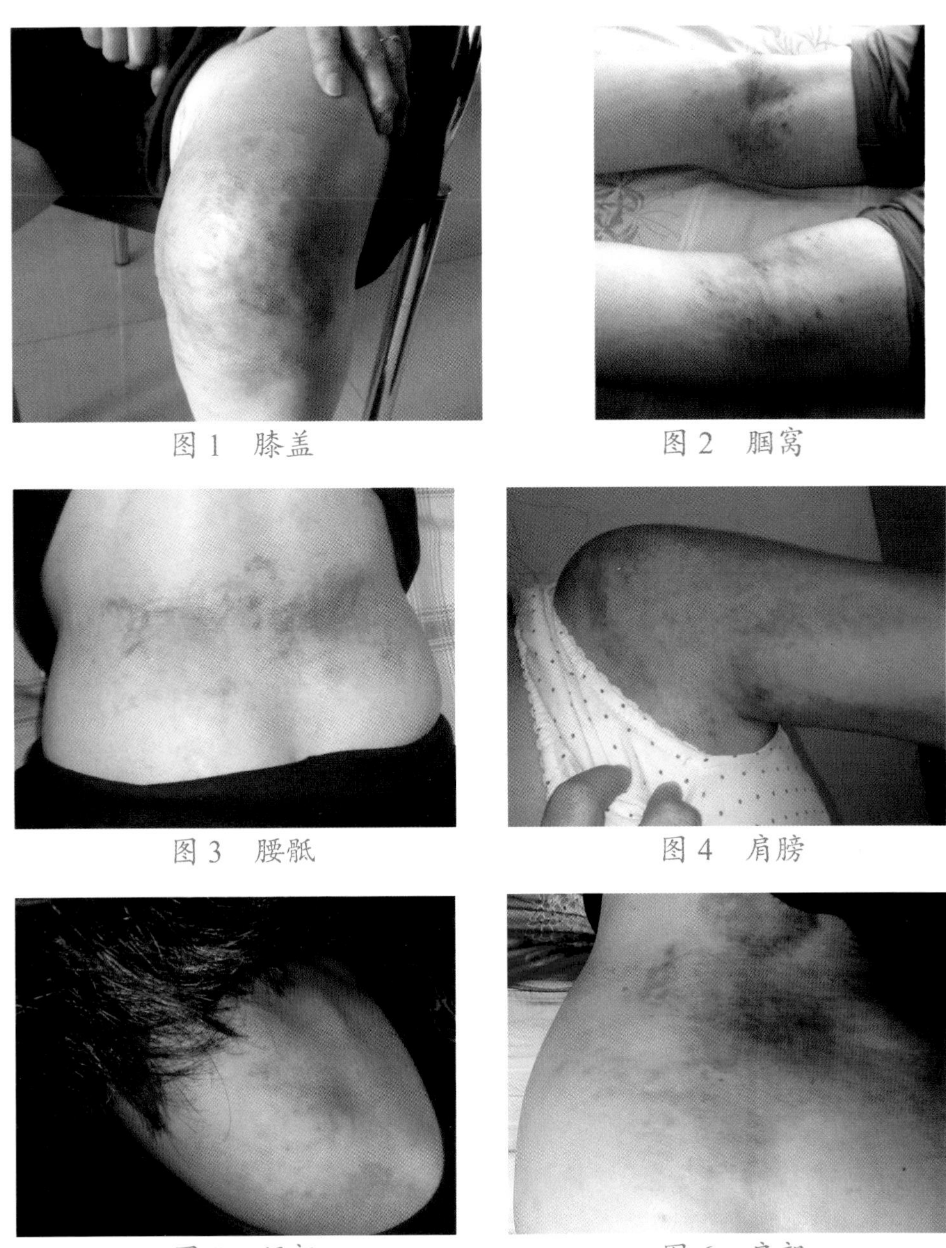

图 1　膝盖

图 2　腘窝

图 3　腰骶

图 4　肩膀

图 5　颈部

图 6　肩部